La enzima prodigiosa 2

Hiromi Shinya

La enzima prodigiosa 2

Título original: *The Enzyme Factor 2*
© 2014, Hiromi Shinya

LA ENZIMA PRODIGIOSA 2

Primera edición en inglés por Millichap Books, LLC
Publicada por partes en Japón por Sunmark Press
© 2014, de la traducción al español, Darío Giménez Imirizaldu

Primera edición: septiembre de 2014

D. R. © 2014, derechos de edición mundiales en lengua castellana:
   Santillana Ediciones Generales, S.A. de C.V., una empresa de
   Penguin Random House Grupo Editorial, S.A. de C.V.
   Av. Río Mixcoac 274, col. Acacias, C.P. 03240
   México, D.F.

Diseño de cubierta: Alfaguara Grupo Editorial

www.librosaguilar.com/mx

Comentarios sobre la edición y el contenido de este libro a:
megustaleer@penguinrandomhouse.com

ISBN: 978-607-11-3443-1

Impreso en México / Printed in Mexico

ÍNDICE

CAPÍTULO 2

CÓMO RECUPERAR UNA SALUD Y UNA BELLEZA JUVENILES

Capítulo 3
Hábitos de vida que incrementan el poder de las enzimas

Capítulo 4
Mente joven, cuerpo joven

INTRODUCCIÓN

Todo el mundo quiere ser joven para siempre o, al menos, disfrutar de la belleza y de la salud de los jóvenes.

Un hombre puede decir, vanagloriándose: «A lo mejor no estoy tan bien como antes, pero estoy lo mejor que se puede estar.»

Y una mujer, declarar: «He envejecido y la verdad es que no me importa.»

Detrás de tales afirmaciones suele hallarse un anhelo tácito por conservarse joven, fuerte y hermoso, sobre todo cuando nos topamos con una persona de nuestra edad que muestra un aspecto físico y una vitalidad que a nosotros nos parece haber perdido hace años.

Nací en 1935 y me gusta que la gente me diga que aparento menos años de los que tengo. A veces llegan mujeres, incluso mujeres jóvenes, que me preguntan cómo logro conservar tan bien mi piel. En esta obra pretendo revelarte todos mis secretos para tener una piel tersa, una energía formidable y una pasión juvenil por vivir. No propongo cirugía plástica, medicación o cremas antiarrugas. Lo que propongo cuesta poco, puede emprenderlo cualquiera con total seguridad y, lo que es más importante, funciona.

Mi método de rejuvenecimiento implicará tanto a tu cuerpo como a tu mente. Los muchos años que he dedicado a tratar a pacientes en mis clínicas de Nueva York y Tokio me han permitido descubrir esta verdad sobre el envejecimiento: por muy bueno que sea determinado método para tu cuerpo, no lograrás una salud y una belleza resplandecientes si tienes la cabeza llena de pensamientos negativos y reproches. Por otra parte, por muy positivos que sean tus pensamientos, tu cuerpo no podrá evitar envejecer si llevas una vida poco saludable.

¿Por qué envejece la gente? ¿Por qué algunas personas muestran un aspecto joven mientras otras de la misma edad parecen viejas? ¿Qué es exactamente el envejecimiento?

Mi respuesta a esta última pregunta es que el envejecimiento es el debilitamiento del poder enzimático del cuerpo. Quienes hayan leído mis libros ya estarán familiarizados con las enzimas. Empleamos el término «enzima» para designar a una serie de catalizadores de proteínas en el interior de las células de los seres vivos. Las enzimas son necesarias para todos los procesos y actividades que mantienen la vida en nuestro cuerpo, como la síntesis, la descomposición, la digestión, la eliminación y la desintoxicación. Mi teoría, basada en años de observaciones clínicas, es que el proceso de envejecimiento se ve acelerado por la pérdida de poder de las enzimas del organismo.

En este libro enseño cómo defendernos del envejecimiento y de la disminución de poder de las enzimas. Sugiero unas cuantas pautas de alimentación que han obrado milagros a la hora de restablecer la salud y la vitalidad de mis pacientes. También recomiendo otros cambios en los hábitos de vida que al lector, si así lo desea, le costará muy poco poner en práctica.

Las pautas de alimentación que sugiero no deben considerarse una «dieta» que haya que seguir de manera temporal y después abandonar en cuanto empecemos a encontrarnos y a vernos mejor. Consisten en una manera de comer que frena la oxidación del organismo de forma que el poder de sus enzimas no se vea reducido ni en cantidad ni en calidad. Explicaré con exactitud cómo incrementar y maximizar el poder de las enzimas de cada uno.

En términos médicos, el envejecimiento físico forma parte de nuestro ciclo de vida como humanos y a la larga no puede evitarse. Lo que sí es posible, no obstante, es frenar el envejecimiento innecesario. Gran parte de la dieta y de los hábitos de vida típicos de la sociedad contemporánea, más que fomentar la juventud y la vitalidad, lo que ocasionan es un envejecimiento prematuro. Por otra parte, la ciencia médica ha avanzado hasta tal punto que sabemos que se puede rejuvenecer un cuerpo prematuramente envejecido para conferirle el estado que corresponde a su edad. ¿A qué nos referimos con «que corresponde a su edad»? El estado que corresponde a la edad cronológica de determinado cuerpo es en la actualidad el de un cuerpo mucho más joven que lo que hace unos pocos años podríamos creer.

Los 50 son de verdad los nuevos 40. Y los 60, los nuevos 50. Esa persona a la que viste en la reunión de ex alumnos, que parecía más joven que tú y los demás, está exhibiendo lo que yo denomino el «estado que corresponde a su edad». No es que haya encontrado la legendaria fuente de la eterna juventud, sino que conserva una salud adecuada a la edad que tiene. Su cuerpo está envejeciendo tal como fue idealmente diseñado para hacerlo. Muchos otros, acaso la mayoría, han envejecido más de lo que cuentan sus años biológicos por motivos de dieta y de hábitos de vida. Cuando nos preguntamos cómo es posible que una persona parezca tan joven para su edad, lo que deberíamos hacer es considerar ese aspecto juvenil como una meta de salud asequible para todos, para ti también, y correspondiente a nuestra edad.

El cuerpo y la mente son inseparables. No podemos lograr la juventud cuidando únicamente el cuerpo, ni sólo a base de pensamientos positivos. Igual que una mano lava la otra, la juventud se obtiene de rejuvenecer tanto el cuerpo como la mente. Esta obra presenta un método de rejuvenecimiento de cuerpo y mente para recuperar la juventud, la belleza y la energía que nos son innatas y que corresponden a nuestra edad. Te invito a seguirme y a dar inicio a los que bien podrían ser los mejores años de tu vida.

CAPÍTULO I

DIFERENCIAS ENTRE LA GENTE QUE SE CONSERVA JOVEN Y LA QUE ENVEJECE PREMATURAMENTE

POR QUÉ ALGUNAS VECES LAS MUJERES QUE HAN ENVIUDADO PARECEN REJUVENECER

Querer seguir siendo joven es un deseo bastante natural que probablemente tiene mucho de instintivo. La naturaleza puede convertirse en nuestra aliada a la hora de aspirar a gozar de una vitalidad juvenil.

Por ejemplo, no es raro que quienes hemos alcanzado la sesentena y la setentena, por desgracia, perdamos a nuestra pareja. He observado un interesante fenómeno que se produce cuando una mujer pierde a su marido. Curiosamente, parece rejuvenecer. Una mujer rejuvenece cuando se divorcia o cuando enviuda, mientras un hombre rejuvenece cuando tiene una amante más joven o cuando se casa con una joven.

Por supuesto, esto no es aplicable a todo el mundo, ni tampoco es que esta opinión mía sea científica, pero sí está basada en mi observación. No significa que la mujer se alegre de que su esposo haya fallecido ni que el marido esté encantado de verse libre para buscar una novia más joven.

La respuesta está en la «madre naturaleza» y tiene que ver con las hormonas y las endorfinas. Una cuestión interesante de este asunto es que en ambos casos interviene un componente de amor, aunque el factor que da pie a ese rejuvenecimiento sea más bien todo lo contrario al amor. Claro que también hay mujeres que han agotado las enzimas de su cuerpo debido al estrés de haber perdido a su ser querido y, en consecuencia, envejecen. Pero algunos hombres, como es mi caso, hemos notado que las mujeres que acaban de perder a su marido o que están recién divorciadas muestran un aspecto más joven y están más guapas. ¿Por qué parece más joven una mujer que ha perdido a su pareja? Es la manera que tiene la naturaleza de ayudarla a atraer a un nuevo compañero. Soy consciente de que esta afirmación puede resultarte ofensiva, pero sigue leyendo, porque desde un punto de vista biológico tiene mucho sentido.

El cuerpo de la mujer está diseñado biológicamente para engendrar hijos, y el del hombre, para proteger a la mujer que lleva al hijo de ambos en su vientre. No deja de tener sentido que para las mujeres sea instintivo querer que las protejan y que para el hombre lo sea el deseo de protegerlas. También tiene su lógica que la naturaleza incremente al máximo los encantos hormonales de la mujer cuando necesita a un hombre que la proteja. Y, en la misma línea, que la naturaleza aumente los encantos del hombre cuando encuentra a una mujer a la que proteger. Así, las mujeres separadas de sus parejas, ya sea por fallecimiento o por divorcio, se vuelven más jóvenes y hermosas, mientras los hombres que se casan con mujeres más jóvenes y en edad de procrear adquieren nuevo vigor. Los seres humanos formamos parte del mundo natural y estamos programados biológicamente para aprovechar al máximo la supervivencia y la procreación.

Cuando nos enamoramos, a la edad que sea, nos volvemos jóvenes y hermosos. Esto les ocurre tanto a los hombres como a las mujeres. Enamorarse es uno de los métodos más eficaces para rejuvenecer, puesto que hace que se incremente el poder de las enzimas.

Afortunadamente, tenemos la posibilidad de elevar la potencia de nuestras enzimas sin tener que perder a nuestra pareja ni buscar una nueva relación amorosa. Podemos enamorarnos de un sueño o tener la firme determinación de ser útiles a alguien, a la humanidad en general o al planeta. Sólo los seres humanos estamos dotados de este poder de mejorar la salud y revitalizar nuestra energía gracias a que somos capaces de darle a nuestra vida un nuevo propósito y un nuevo significado. La naturaleza nos ha dotado del sencillo propósito de vivir una vida larga y saludable y de permanecer jóvenes, aunque tal vez nos falte un pequeño empujón para cumplir ese propósito. Me gustaría reflexionar un poco acerca de qué es lo que queremos hacer con esos años y esa energía adicionales que podemos ganar si seguimos las recomendaciones de este libro. ¿Qué harías si volvieses a ser joven? ¿Qué meta u objetivo te aportarían la fuerza de espíritu y la motivación física necesarias para incrementar el poder de tus enzimas? ¿Cómo podrías enamorarte de la vida hoy mismo?

La razón para querer sentirme joven es la fuerte motivación que supone para mí ver que la medicina preventiva arraiga en nuestra sociedad. Ése es el propósito que me inspira y me entusiasma, que me mantiene vital. Por mucho que recomendase hábitos de vida y de alimentación que propicien la buena salud, nadie me escucharía si no pusiera en práctica en mi vida aquello que propongo. Es muy importante para mí mantenerme joven, pues eso me permite predicar las excelencias de la medicina preventiva.

Lo que me inspira es difundir buenas noticias sobre salud, rejuvenecimiento y prevención de enfermedades. ¿Qué es lo que te inspira a ti? ¿Qué harías si fueses más joven, estuvieses más sano, tuvieses más energía o disfrutases de mejor forma física? Tener ante ti una meta o un propósito puede ayudarte a conseguirlo. Te invito a que vuelvas a enamorarte de la vida. Tu nueva vitalidad podrá contribuir a hacer del mundo un lugar mejor.

POR LA PIEL SE SABE CUÁL ES NUESTRA EDAD INTESTINAL

Soy capaz de saber si una persona tiene el intestino y unas bacterias intestinales en buen estado en cuanto entra por la puerta de mi despacho y le veo la cara. Por mi experiencia, sé que la gente que parece más vieja que su edad cronológica real tiene malas características intestinales. Los rasgos faciales y los intestinales están muy relacionados. Quienes tienen buena cara suelen tener bien los intestinos y quienes tienen mal los intestinos suelen tener mala cara.

Cuando hablo de «rasgos faciales» no me refiero a que alguien esté o sea guapo, sino al estado clínico del rostro, es decir, el estado de la piel, la tez, la expresión o el brillo de sus ojos.

La mayoría de la gente cree que, al envejecer, el cuerpo se debilita, la piel cuelga, los huesos se deshacen y uno inevitablemente tendrá aspecto de viejo. Es cierto que se produce cierto deterioro físico al ir haciéndonos mayores. Nadie que vea a una persona de 70 años la confundirá con un adolescente. No obstante, hay quien puede tener más de 70 años y aparentar 50 o 60. Por otro lado, también hay quien puede aparentar 80 o 90 años. Obviamente, no podemos fiarnos de nuestra vaga idea del estado correspondiente a la edad. De hecho, no existe ninguna regla que diga: así es como uno debe envejecer. El aspecto juvenil que algunos tenemos a los 50 años puede ser el estado correspondiente a la edad de algunas personas septuagenarias.

¿Cuánto deterioro podemos considerar inevitable a medida que envejecemos? ¿Qué diferencia hay entre quienes parecen más jóvenes y quienes parecen más viejos que su edad biológica? La mayoría juzgamos estas cosas a partir de la piel de la persona. Una piel tersa y firme es sinónimo de juventud. Por el contrario, las manchas, las arrugas y la piel floja son signos de envejecimiento.

Lo mismo que ocurre con los tejidos cutáneos sucede también con los intestinales. Las características intestinales de una persona y su estado facial están estrechamente relacionados. Cuando el estado intestinal se deteriora, el cambio más visible que podemos observar se produce en la piel.

Tal vez sepas que cuando se sufre de estreñimiento se desarrollan problemas en la piel. ¿Por qué sucede esto?

El intestino grueso y el delgado son los órganos que digieren y absorben los alimentos. Cuando los intestinos están sanos, los nutrientes necesarios se absorben correctamente y los residuos de comida y las toxinas que quedan en el intestino se excretan. Sin embargo, cuando uno está estreñido, las toxinas no se expulsan de forma adecuada y, en consecuencia, estas toxinas pasan a los vasos sanguíneos a través de las paredes del intestino y circulan por todo el organismo. Acaban siendo excretadas a través de las glándulas sudoríparas, lo que causa daños a la piel. Este vínculo entre el estreñimiento y los problemas cutáneos es un buen ejemplo de la estrecha relación que existe entre intestinos y piel.

La ciencia médica sabe desde hace tiempo que la mayoría de las alergias y dermatitis atópicas derivan de alimentos irritantes de la piel, y que estas dolencias pueden evitarse mediante el fortalecimiento de las funciones inmunitarias del paciente. Quienes sufren de problemas de piel no causados por factores externos suelen tener el origen de su dolencia en los intestinos. Puedes considerar tu piel como un indicador externo. Lo que ves en el espejo te dirá mucho sobre si las cosas están funcionando bien en tu interior. La gente que aparenta más edad de la que tiene es muy probable que tenga intestinos envejecidos de manera prematura.

CARACTERÍSTICAS INTESTINALES DE LAS PERSONAS CENTENARIAS

Cuando las características intestinales de una persona sufren un deterioro excesivo para su edad, su esperanza de vida se reduce. El estado intestinal de un individuo está estrechamente relacionado con la duración de su vida.

Es posible que leas esto y pienses que los intestinos se deterioran de manera natural a medida que envejecemos y se vuelven rígidos en el momento de nuestra muerte. No es el caso. Es cierto que hay personas cuyo estado intestinal se deteriora, lo que las lleva a enfermar y, finalmente, a morir. Pero, por otra parte, quienes fallecen después de una vida larga y saludable suelen tener características intestinales relativamente buenas.

He examinado muchos intestinos de gente anciana, incluidas unas cuantas personas centenarias. He visto malas características intestinales en algunas personas octogenarias, pero nunca las he observado en personas que hubiesen superado los 100 años. La persona más anciana a quien he examinado tenía 105 años y unos intestinos blandos y limpios. Resulta interesante que prácticamente nadie que supere los 90 años tenga los intestinos en mal estado. Para mí, eso significa que el límite de las expectativas de vida para quienes tienen malas características intestinales está en los 80 años, no en los 90. Según la medicina actual, el límite natural de edad de una persona sana está en los 120 años.

Mi opinión es que quienes superan los 100 años tienen intestinos relativamente en buen estado. Quienes no tienen buenas características intestinales no llegan a una edad tan avanzada.

Tal vez seas de los que piensan: «Vale. Pero seguiré comiendo, bebiendo y fumando lo que me dé la gana, porque no quiero vivir más allá de los 80 años.» Puede que cambies de opinión cuando llegues a los 70. De hecho, seguramente cambiarás de opinión mucho antes si tus hábitos de vida hacen que te sientas viejo y tengas el aspecto de un anciano. Tratándose de hábitos dietéticos y de modo de vida, es mucho el daño que ambas cosas pueden hacer en la salud de una persona. Por ejemplo, tengo la certeza de que la colitis ulcerosa o la enfermedad de Crohn están causadas por la ingesta excesiva de productos lácteos, sobre todo de leche de vaca, a juzgar por mi experiencia clínica después de examinar a miles de pacientes y de analizar sus características intestinales y sus hábitos alimentarios. Pese a ello, no sé cuánto consumo de lácteos es «excesivo» para ti, por ejemplo. No puedo decir cuál es la cantidad exacta de lácteos que dispararía la aparición de la enfermedad en una persona determinada, porque existe una enorme variedad entre los distintos individuos. Algunos pueden desarrollar la enfermedad tras ingerir un vaso de leche una vez o dos por semana, mientras es posible que otros no la desarrollen nunca aunque beban un litro de leche al día. La diferencia entre distintos individuos es enorme, pero es cierto que una dieta y unos hábitos de vida que obliguen al cuerpo a gastar grandes cantidades de sus reservas de enzimas acabarán, a la larga, causando una enfermedad.

Si una persona joven mantiene hábitos dietéticos que sobrecargan sus intestinos y consumen sus en-

zimas, con toda certeza estará acelerando el envejecimiento de sus intestinos. Un hombre de 30 años
puede tener los intestinos de una persona de 70.
Mientras se es joven, es posible que no se perciba
ningún cambio notable, debido al elevado poder de
recuperación de lo que yo llamo las «enzimas milagrosas» (enzimas primarias). Una vez llegada la edad
madura, cuando se hace lenta la producción de enzimas antiácidas, como la superóxido dismutasa
(SOD), se acelera el envejecimiento de los intestinos,
lo que deriva en un proceso de envejecimiento de las
demás partes del cuerpo. Es importante tratar de mantener intestinos sanos para evitar ese deterioro.

LAS ENFERMEDADES Y EL ENVEJECIMIENTO DERIVAN DE UN ESTADO DE DETERIORO INTESTINAL

El estudio científico del proceso de envejecimiento
ha dado pie recientemente a proponer diversos métodos antiedad. Bastantes de ellos se dedican a tratar
únicamente unos pocos signos y síntomas del envejecimiento, como los tratamientos cutáneos con
Retin-A o las inyecciones de ácido hialurónico o de
bótox para eliminar las arrugas. Tratar los síntomas
del envejecimiento sin atacar las causas no es un ver-

dadero método antiedad. El único método antiedad auténtico consiste en eliminar las causas del envejecimiento.

El mayor causante del envejecimiento es la oxidación, ya que daña las células y éstas pierden el poder de regenerarse como células normales. Cuando el organismo está invadido por sustancias oxidantes, o cuando él mismo las genera, surgen diversos tipos de antioxidantes, especialmente enzimas, que nos protegen al evitar que nuestras células sufran daños. Cuanto mayores sean las reservas de enzimas, más difícil será que el cuerpo se oxide.

La mejor manera de disponer siempre de una buena reserva de enzimas es seguir hábitos dietéticos y de vida que nos ayuden a mantener los intestinos en buen estado, es decir, sin pólipos y que funcionen bien.

Cuando el intestino debe enfrentarse a una gran cantidad de carne en descomposición y otras toxinas, sus cultivos internos se deterioran. Cuando se da un predominio de bacterias malas en el intestino, las bacterias intermedias que habitan en las tripas se ven superadas por las bacterias malas y se vuelven malas a su vez. Las bacterias intermedias empiezan no siendo buenas ni malas, pero se transforman en buenas o malas en función del equilibrio de las demás bacterias intestinales, como ocurre a los adolescentes cuando se ven influidos por sus amigos. Dicho de otro modo, si los intestinos contienen una cantidad predominante de bacterias buenas, las bacterias intermedias se volverán buenas. Si los intestinos contienen predominantemente bacterias malas, las bacterias intermedias se volverán malas.

Además, las bacterias intestinales buenas, que son las responsables de crear muchas de las enzimas que utilizamos a diario, se verán anuladas por las bacterias malas generadas por las toxinas. En ese caso, se consumirá una enorme cantidad de valiosas enzimas para descomponer las toxinas que se generan en el intestino, lo que debilitará la capacidad de antioxidación del organismo. Este cambio del predominio de bacterias buenas al de bacterias malas deteriora el poder de las enzimas para replicarse e impide que el sistema inmunitario funcione a su máxima potencia.

El intestino es el mayor órgano inmunitario de nuestro cuerpo. Cuando una sustancia tóxica lo invade, reacciona con mayor rapidez que cualquier otro órgano y pasa la información al sistema inmunitario. Si la sustancia tóxica permanece en el intestino, causará diarrea, que es la manera que tiene nuestro cuerpo de excretar las toxinas. Si éstas invaden otras partes del organismo, el sistema inmunitario enviará células inmunitarias a eliminar el peligro. Los glóbulos blancos nos protegen de la invasión de virus. Tenemos, además, células asesinas conocidas por su poder de suprimir células cancerígenas, y otros linfocitos, como los T o los B. De 60 a 70 por ciento de estas células se encuentran en el interior de los intestinos. En otras palabras, los intestinos son el centro de mando del sistema inmunitario del cuerpo entero.

El intestino es un órgano extraño porque no está controlado por el cerebro. Cuando alguien sufre muerte cerebral, el corazón y los pulmones dejan de funcionar a menos que se emplee un respirador artificial. Sin embargo, los intestinos seguirán absorbiendo nutrientes y eliminando los desechos sin que les llegue ninguna instrucción desde el cerebro. Existen dos tipos de nervios autónomos: los simpáticos y los parasimpáticos, que equilibran las funciones de nuestro cuerpo. El cerebro, el corazón y los pulmones están controlados por el sistema nervioso simpático. Cuando estamos tensos o excitados, el sistema nervioso dominante es el simpático. Por el contrario, el sistema nervioso parasimpático controla el estómago y los intestinos, y es el que controla el cuerpo mientras dormimos y cuando estamos relajados.

Cuando no te encuentras bien, lo normal es que quieras tumbarte a descansar. Esta necesidad de relajarse y dormir es la manera que tiene la naturaleza de crear las condiciones idóneas para que el sistema nervioso parasimpático se haga con el control y así el sistema inmunitario pueda funcionar con mayor eficacia. No obstante, aunque tu cuerpo esté preparado para seguir las indicaciones de los intestinos, si el intestino lucha en dos frentes a la vez —contra las toxinas que invaden el cuerpo y con una capacidad disminuida de recuperar las enzimas—, estas señales se recibirán de manera confusa y el sistema inmunitario no será capaz de ejercer su función con eficacia. Por eso una salud intestinal deficiente conducirá a un estado de salud general deficiente. El deterioro de las características intestinales reduce la cantidad de enzimas de que dispone el cuerpo y afecta negativamente la producción de nuevas enzimas, lo que acaba deteriorando el sistema inmunitario. Las funciones inmunitarias y el poder de las enzimas se rigen por relaciones de reciprocidad. Uno de los motivos por los que nos volvemos propensos a enfermar es el deterioro de las funciones intestinales.

LOS ALIMENTOS QUE PROPICIAN EL ENVEJECIMIENTO
Y LOS QUE LO EVITAN

Si queremos conservar los intestinos en buen estado, lo ideal es que sigamos siete hábitos de salud:

1. Ingerir una dieta adecuada.
2. Beber agua pura.
3. Evacuar adecuadamente.
4. Respirar correctamente.
5. Practicar ejercicio moderado.
6. Descansar y dormir bien.
7. Reírse y tener sensación de bienestar.

En mis anteriores libros he descrito muchas maneras concretas de poner en práctica estos fundamentos. Los llamo «fundamentos» porque funcionan en conjunto, como los ingredientes de una receta. Si dejas de lado uno de los ingredientes, la receta no funcionará como es debido. A esto lo llamo «efecto sinergia». Todos estos hábitos funcionan combinados unos con otros para optimizar tu salud.

Si no sabes muy bien por dónde empezar, yo suelo recomendar que empieces por introducir cambios en el agua y los alimentos que consumes.

Nuestro metabolismo se regenera a través de aquello que comemos. No es exagerado afirmar que la calidad y el alcance de esta regeneración dependen de la calidad del agua y de los alimentos que consumimos. A la mayoría de la gente nos preocupa el supuesto valor nutritivo y el recuento de calorías de la comida que compramos y comemos, pero esos factores por sí solos no son capaces de evitar el proceso de envejecimiento. Si quieres conservarte joven, será necesario que sigas una dieta que mantenga jóvenes tus intestinos. Tendrás que saber qué alimentos aceleran el envejecimiento y cuáles lo frenan. Empecemos por los alimentos que aceleran el envejecimiento.

Los primeros de la lista son los alimentos oxidantes, porque la oxidación genera radicales libres en el cuerpo y estos dañan las células, y porque para la desintoxicación se consumen grandes cantidades de enzimas. Cuando pelamos una papa o una manzana, su superficie se torna marrón al poco tiempo porque quedan expuestas al oxígeno que hay en el aire. Cuanto más expuesta al aire esté la fruta, más se oxida. Por eso conviene evitar los alimentos que se hayan puesto marrones o se hayan estropeado. A la hora de cocinar, hay que evitar comprar alimentos excesivamente procesados, como las carnes y las verduras precortadas. Es mejor cortarlos justo antes de cocinarlos para minimizar su oxidación. También conviene reducir en lo posible los alimentos que ya vengan oxidados de inicio, como los aceites vegetales que se oxidan durante el proceso de extracción.

Un grupo completo de alimentos que aceleran el envejecimiento es el de los de origen animal. La carne es el mayor responsable. En Japón, la gente ha llegado a creer que hay que comer carne para tener más fuerza y que si no se come carne no se crece lo suficiente. Es verdad que la constitución de los japoneses ha ganado en altura con el incremento del consumo de carne, pero el motivo de ello está en la mayor velocidad de crecimiento que se produce durante los años de desarrollo biológico. En otras palabras, una constitución más alta no es consecuencia de comer carne toda la vida, sino del consumo de carne durante la edad de desarrollo. No obstante, un crecimiento acelerado no es necesariamente algo saludable, sino que implica también un envejecimiento rápido a partir de cierta edad.

La progeria es una enfermedad incurable que hace que el cuerpo envejezca de manera acelerada. Es un defecto genético congénito y nada tiene que ver con una mala dieta. La gente que padece esta afección

empieza a envejecer en la infancia porque su velocidad de envejecimiento se ve acelerada.

Pero una dieta que incluye de manera habitual
mucha carne también puede producir un envejecimiento prematuro. La grasa de la carne de un animal
no puede disolverse a la temperatura del cuerpo humano y esta grasa hace que la sangre se espese. La
temperatura a la que consumimos más habitualmen-
te la carne oscila entre 38 y 40 °C. La grasa animal,
que a esas temperaturas está en estado líquido, enseguida empieza a espesarse en el riego sanguíneo humano, cuya temperatura suele rondar 37 °C. Cuando
la sangre no circula con fluidez, los nutrientes no llegan a todas las partes de las células. Este efecto adverso en el metabolismo celular propicia el proceso
de envejecimiento. Es importante recordar que los
alimentos oxidados y los de origen animal, sobre
todo la carne, son los principales responsables de la
aceleración del proceso de envejecimiento.

LOS ALIMENTOS DE ORIGEN VEGETAL DAN TERSURA
A LA PIEL, LOS DE ORIGEN ANIMAL LA RESECAN

Antes los japoneses tenían fama de poseer buena piel. En la actualidad, sin embargo, su piel de porcelana está empezando a ser una gloria pretérita. ¿Por qué han perdido los japoneses su hermosa piel? Podemos atribuirlo a los cambios en su dieta. A veces, cuando doy alguna conferencia, dejo que la gente se acerque a tocarme la piel para que noten el efecto de mi método de salud para evitar el envejecimiento. Mi piel se conserva tersa y carente de manchas y granos, muy distinta de la piel de aspecto ajado de muchos hombres septuagenarios. La gente me pregunta qué me pongo en la piel o a dónde voy a tratármela.

Mi «secreto» no es ninguna crema ni tratamiento. Lo único que hago es seguir el método de salud que llevo años recomendando a mis pacientes. Bebo agua buena y como bien para tener intestinos sanos. El motivo por el que los japoneses tenían una buena piel era la dieta japonesa. Y el motivo por el que muchos japoneses han perdido esa hermosa piel es el abandono de la cultura dietética japonesa.

¿En qué consistía la dieta japonesa? Era una dieta con base vegetal cuyo ingrediente básico eran los cereales integrales. Una comida japonesa tradicional consistía en arroz integral, sopa de habas de soja, verduras y algas cocidas y algo de pescado. Con el rápido crecimiento económico posterior a la Segunda Guerra Mundial, la gente perdió el interés en esa comida y sustituyó su dieta tradicional por bistecs, hamburguesas y otras carnes, más espléndidas y apetitosas.

Una dieta consistente básicamente en alimentos vegetales y cereales integrales es ideal no sólo para los japoneses, sino para todo el mundo. Esta idea salió a la palestra tras la publicación en 1977 del informe McGovern en Estados Unidos. El informe declaraba que la alimentación idónea era la dieta japonesa anterior a la época Genroku. La dieta japonesa anterior a la época Genroku consistía básicamente en arroz sin refinar. El arroz sin refinar contiene carbohidratos, fibra dietética, vitaminas, minerales y enzimas. Esos carbohidratos de buena calidad se digieren y se absorben de manera muy eficaz, sin generar las toxinas que tan frecuentemente producimos cuando ingerimos proteínas y grasas. Y, lo que es más, al consumir una cantidad suficiente de fibra dietética, los desechos y las toxinas se eliminan sin causar estreñimiento. El germen y el salvado del cereal se eliminan al refinar el arroz. En el germen hay un nutriente llamado ácido fítico que

propicia la eliminación de los residuos de los nume-
rosos pesticidas que se usan en la actualidad para
cultivar cereales y verduras. El arroz integral que no
ha sido refinado ayuda a eliminar estos residuos de
pesticidas.

El verdadero valor de la dieta japonesa no se limita a sus beneficios para la salud. La «dieta tradicional»
que han seguido los japoneses durante cientos de
años es la más adecuada para ellos. La capacidad
de digerir alimentos varía de un grupo de población
a otro. En cada grupo humano han evolucionado las
enzimas, las bacterias y la longitud de los intestinos
para digerir los alimentos que componen su dieta
tradicional. Entre los europeos, que llevan miles de
años comiendo animales, y los japoneses, que han
seguido una dieta de base vegetal, existe una diferencia abismal en la capacidad para asimilar proteínas
y grasas de origen animal. Al mismo tiempo, la dieta
occidental es poco saludable incluso para las personas de etnias europeas acostumbradas desde siempre
a comer y digerir carne. Incluso ellos sufren menos
los efectos del envejecimiento prematuro y lucen una
piel más sana cuando siguen una dieta con predominio de verdura, fruta, legumbres y cereales integrales.

LA DIETA DE ATKINS DETERIORA EL ESTADO INTESTINAL

Hay quien dice que los carbohidratos producen aumento de peso y por ello deberíamos reducir al mínimo su ingesta si queremos perder peso. Sin embargo, si durante seis meses o más nos ceñimos a una dieta muy baja en carbohidratos, sufriremos un drástico deterioro de nuestros intestinos.

Una de estas dietas bajas en carbohidratos, llamada dieta de Atkins, lleva años disfrutando de una popularidad intermitente en Estados Unidos. He examinado los intestinos de mucha gente que ha seguido esta dieta y me he cerciorado de que todos esos pacientes sufrían de malas características intestinales. Los intestinos de quienes habían seguido esta dieta durante más de un año estaban siempre rígidos y presentaban cavidades estrechas. Algunos habían desarrollado diverticulitis.

Las oficinas del doctor Atkins estaban en mi barrio. Lo conocía personalmente y le cuestioné su dieta, diciéndole que cualquier dieta con tan poca ingesta de carbohidratos como la suya era dañina para las condiciones intestinales y pondría en peligro la salud de sus pacientes. Le dije que estuve examinando a personas que habían seguido su dieta y aquellas habían sido mis conclusiones. Negó la veracidad de mis descubrimientos, pero, por desgracia, murió poco después de nuestra conversación, en abril de 2003. Tenía solo 72 años.

El motivo por el que perdemos peso al eliminar carbohidratos es el mismo por el que un paciente diabético pierde peso de manera repentina. En nuestro cuerpo, la ingesta de carbohidratos eleva el nivel de glucosa y estimula la segregación de insulina por parte del páncreas. La insulina es una hormona que provoca que el azúcar de la sangre sea enviado al interior de las células. La diabetes es una enfermedad debida a una secreción escasa o defectuosa de insulina por parte del páncreas. Sin insulina, la glucosa de la sangre no logra penetrar en las células, lo que causa un estado de inanición. A partir de ese momento, se empieza a descomponer la grasa corporal para generar la energía que necesita el cuerpo.

El problema reside en que en esa clase de metabolización de las grasas se genera una sustancia con gran poder oxidante llamada cetona. La cetona suele excretarse a través de la orina, el sudor y la respiración, pero cuando se genera una cantidad muy grande de cetona, el cuerpo no consigue eliminarla de la manera habitual. Cuando ocurre esto, la sangre, que debería ser moderadamente alcalina, se vuelve ácida.

En casos extremos se puede desarrollar cetoacidosis, que puede poner en peligro la vida.

Aunque no lleguemos a un estado extremo como el de la cetoacidosis, no resulta difícil comprender por qué una dieta tan peligrosa es perjudicial para el organismo. La dieta de Atkins vuelve peligrosamente ácido nuestro cuerpo debido a la ingesta excesiva de proteínas. Este tipo de dietas dañan las grasas, los músculos y los órganos. Entre los que siguen la dieta de Atkins, muchos sufren de migrañas, espasmos musculares y diarrea. Es la manera que tiene el organismo de indicarnos que algo va mal. El cuerpo nos está enviando una señal de auxilio.

Otro problema derivado de la dieta de Atkins es que no marca ningún límite en cuanto a la cantidad de proteínas y grasas animales. El motivo por el que no ganamos peso al consumir grandes cantidades de proteínas es que el exceso de éstas no es absorbido por el cuerpo y se excreta. Es un error pensar que, como no generan un aumento de peso, podemos ingerir todas las proteínas que queramos. No es sólo que el exceso de proteínas se excrete, sino que se descompone en forma de aminoácidos, y estos a su vez se vuelven a descomponer para ser eliminados a través de la orina.

Ni que decir tiene que para esta labor de descomposición del exceso de proteínas se emplean grandes cantidades de enzimas. Además, al descomponer los aminoácidos se generan varios tipos de ácidos peligrosos, como la urea, el ácido úrico y el pirúvico. Eso hace que la sangre se torne ácida. Esta sangre oxidada debe neutralizarse con un aporte de calcio, que deberá extraerse de los huesos y los dientes. Mientras tanto, si no consumimos el agua suficiente, la orina se volverá muy densa, lo que nos dañará los riñones.

Por añadidura, las proteínas no acaban convirtiéndose en heces. Aunque la dieta de Atkins recomienda el consumo de determinadas verduras, si no se toman carbohidratos con fibra de buena calidad, no se ingiere una cantidad adecuada de fibra alimentaria. Si no se genera una cantidad adecuada de heces, el flujo por el estómago y los intestinos se ve mermado, lo que deriva en el deterioro del estado intestinal.

La dieta de Atkins tampoco pone ningún límite al consumo de grasas. Cuando comemos demasiadas grasas, la sangre se espesa, lo que inhibe la distribución de oxígeno y nutrientes por todo el cuerpo (volvemos a lo mismo: demasiada grasa en el flujo sanguíneo espesa la sangre porque la grasa tiende a coagularse a temperatura corporal). Cuando el flujo sanguíneo no distribuye la cantidad adecuada de nutrientes y oxígeno, dejan de funcionar las mitocondrias de las células, lo que a su vez inhibe el metabolismo celular. Huelga decir que todo esto acaba derivando en un envejecimiento innecesario.

Perder peso no propicia necesariamente tener mejor salud. No tiene sentido conseguir un cuerpo esbelto si ponemos en peligro nuestros órganos. Para perder peso y mantenerse sano es necesario seguir una dieta que incluya carbohidratos de buena calidad, como arroz integral y otros cereales sin refinar, y, por supuesto, agua de buena calidad. Es posible que no logremos la misma pérdida de peso inmediata que con la dieta de Atkins, pero perderemos peso de una manera saludable sin sobrecargar nuestro cuerpo, un peso que será menos probable que recuperemos de inmediato. Esta clase de dietas de fibra presentan también la ventaja añadida de que nos limpian el estómago y los intestinos.

DIFERENCIA ENTRE LA GRASA DE TIPO VISCERAL Y LA DE TIPO SUBCUTÁNEA

Cada vez hay más hombres y mujeres de edad avanzada que siguen una dieta estricta. Una de las razones es la plaga de lo que popularmente se conoce como «síndrome metabólico». En pocas palabras, el síndrome metabólico consiste en el estado de una persona que tiene grasa visceral y un nivel de glucosa elevado, hipertensión y colesterol alto y que, por tanto, es propensa a la ateroesclerosis. El término «síndrome metabólico» lo anunció como estándar de diagnóstico la Organización Mundial de la Salud (OMS) en 1999. Probablemente tengas síndrome metabólico si la cintura a la altura del ombligo te mide más de 90 centímetros en el caso de ser hombre, o 85 si eres mujer, en combinación con dos de las tres siguientes opciones:

1. Nivel de glucosa en sangre, en ayunas, de 110 mg/dl o más.

2. Tensión arterial superior o igual a 140/90 mmHg (cualquiera o ambas) o más.

3. Colesterol HDL superior a 150 mg/dl. Colesterol LDL inferior a 40 mg/dl (cualquiera o ambas).

La característica más notable del síndrome metabólico es que está asociado con la grasa de tipo visceral y no con la subcutánea. Cuando la ingesta calórica excede la cantidad de calorías que se consumen, ese exceso se almacena en forma de grasa. Hay dos tipos de grasa: la subcutánea, que se deposita justo debajo de la piel, y la visceral, que se localiza alrededor de los órganos internos. Lo que caracteriza a la grasa subcutánea es que la zona a la que se adhiere es blanda y permite pellizcarla. Ese tipo de grasa que se puede coger se suele encontrar en las mujeres de mediana edad. La grasa visceral, en cambio, se localiza entre los músculos abdominales y los órganos y se caracteriza por la típica barriga abultada.

El motivo por el que un cuerpo que presenta grasa de tipo visceral suele verse afectado por este síndrome es que la mayoría de los pacientes de hiperlipidosis son personas con grasa de tipo visceral. Todas estas afecciones —nivel elevado de glucosa en sangre, hipertensión y colesterol HDL alto o LDL bajo— suponen un gran riesgo para la salud y, si se combinan, pueden dar lugar a un estado de alto riesgo, como la arterioesclerosis. Por mi experiencia al examinar a pacientes de estos dos tipos, he notado una visible diferencia en cuanto al estado de los intestinos entre quienes presentan grasa visceral y quienes presentan grasa subcutánea. No es extrapolable a todos los casos, pero muchas personas con grasa subcutánea tienen intestinos blandos y con buen aspecto. Es decir, que bastantes personas con grasa subcutánea están sanas. Por otra parte, la mayoría de quienes presentan grasa de tipo visceral tienen los intestinos en mal estado. La salud de las personas con grasa visceral está en riesgo. Los intestinos de quienes tienen grasa de tipo visceral se ven gruesos y rígidos y suelen presentar divertículos. Hay personas que no parecen gordas pero tienen grasa visceral. Puedo asegurarlo por mi experiencia al practicar colonoscopias en el intestino. Los efectos de la grasa visceral y de la subcutánea son muy distintos.

LA INGESTA EXCESIVA DE ALIMENTOS DE ORIGEN ANIMAL PRODUCE GRASA VISCERAL

¿Por qué unas personas desarrollan grasa visceral y otras grasa subcutánea?

En la medicina actual se considera que ambas son consecuencia de la ingesta excesiva de calorías y de la falta de ejercicio. Se desconoce qué causa la diferencia entre desarrollar una o la otra. Así pues, cuando se pretende curar el síndrome metabólico, por lo general se recomienda restringir la ingesta de calorías y hacer ejercicio con regularidad. Puesto que la grasa visceral suele ser fuente de energía cuando se emplean los músculos, se cree que los hombres, al tener más masa muscular que las mujeres, son más propensos a desarrollar grasa visceral. Sin embargo, es una comparación relativa y encontramos grasa visceral en muchas mujeres. Además, los hombres con grasa visceral, aunque no se los considere afectados por el síndrome metabólico, suelen tener poca musculatura y no hacen mucho ejercicio. Por lo tanto, soy de la opinión de que no es necesariamente cierto que la grasa visceral se almacene en personas con músculos muy desarrollados. Entonces, ¿qué es lo que causa la grasa visceral?

Tanto la grasa visceral como la subcutánea proceden de los alimentos que consumimos. He comparado la dieta de quienes tienen gran cantidad de grasa visceral y quienes presentan gran cantidad de grasa subcutánea y he hallado una diferencia notable entre ambos casos. La cantidad de grasa de origen animal ingerida es, al menos en parte, la causante. Muchos de quienes presentan grasa visceral son grandes consumidores de carnes grasas y productos lácteos grasos. La gente que tiene grasa de tipo subcutánea tiende a comer alimentos cocinados con aceites vegetales y no con grasas de origen animal. Me pareció interesante que las personas que consumían grandes cantidades de grasas de origen animal y lácteo desarrollasen más grasa visceral que aquellas del mismo peso pero con grasa de tipo subcutáneo. Mi hipótesis es que la grasa de los animales, cuya temperatura corporal es más elevada que la de los humanos, puede contribuir a generar depósitos de grasa visceral. Los individuos con sobrepeso que no presentaban grasa visceral solían comer más pescado que carne y productos lácteos.

Las personas acumulan el exceso de calorías en forma de grasa subcutánea como preparación biológica para la inanición. Cuando no se dispone de agua y alimento, la grasa acumulada en el cuerpo es la encargada de proporcionarlos. Puede parecer sorprendente que se almacene agua en la grasa, pero no cuesta entenderlo cuando sabemos que las jorobas de los camellos son depósitos de grasa y esas mismas jorobas proporcionan agua a su cuerpo cuando la necesitan. Ahora bien, si la grasa subcutánea es una fuente de agua y energía, ¿qué propósito tiene la grasa visceral? Yo creo que el cuerpo acumula grasa visceral a modo de «amortiguador», para proteger los intestinos cuando están dañados por el consumo excesivo de grasas de origen animal. La gente que consume gran cantidad de grasas y proteínas de alimentos de origen animal obtiene menos enzimas de la ingesta de alimentos, de modo que emplea una gran parte de sus reservas de enzimas para la digestión y la descomposición de las toxinas que se generan en el cuerpo.

La cantidad de las que yo llamo enzimas prodigiosas o enzimas madre de su cuerpo tiende a ser baja. Al mismo tiempo, el deterioro de sus intestinos atrae a un creciente número de microorganismos inflamatorios. Las membranas mucosas de sus intestinos generan una gran cantidad de histaminas y radicales libres. A consecuencia de ello se produce una reacción alérgica a los irritantes. Es decir, que la grasa visceral se forma para proteger los intestinos que, debido a la ingesta excesiva de grasas y proteínas de origen animal, se han endurecido, estrechado y acortado, por lo que son hiperreactivos a la irritación externa.

El mecanismo de formación de la grasa visceral no ha sido demostrado. Lo que yo afirmo es mi hipótesis médica. No obstante, basándome en mi experiencia clínica con miles de pacientes, en sus historiales dietéticos y en la observación directa de sus intestinos durante 30 años, puedo asegurar sin miedo a equivocarme que los grandes consumidores de grasas de origen animal tienden a presentar grasa visceral. Animo a los investigadores a que identifiquen cuál es el mecanismo de formación de la grasa visceral.

EL HÍGADO GRASO, EL ALCOHOL Y LA OCA SOBREALIMENTADA

Debo mencionar al alcohol como otro de los responsables de la acumulación de grasa visceral. Es harto sabido que la ingesta excesiva de alcohol acabará convirtiendo un hígado sano en un hígado graso. Un hígado graso es aquel en el que se deposita el exceso de grasas.

El hígado es un órgano importante donde se almacenan los nutrientes absorbidos por los intestinos y desde donde se envían estos nutrientes a todas las partes del cuerpo. Por ejemplo, las proteínas se descomponen en aminoácidos en los intestinos y de ahí pasan al hígado. El hígado, a su vez, resintetiza los aminoácidos en forma de proteínas aptas para ser absorbidas por el cuerpo humano. Algo parecido ocurre con las grasas: se descomponen y se absorben en forma de ácidos grasos en los intestinos y luego se transforman en colesterol, fosfátidos, triglicéridos y demás, que después son enviados al resto del cuerpo. Incluso un hígado sano contiene de 3 a 5 por ciento de grasa en cualquier momento.

Cuando la función hepática se ve deteriorada, o cuando el hígado recibe un exceso de nutrientes debido a la sobrealimentación, se altera el equilibrio entre el suministro y la demanda y entonces se acumula el exceso de grasa en el hígado. En términos generales, cuando la cantidad de grasa acumulada en el hígado supera 30 por ciento, se lo suele diagnosticar como hígado graso. El *foie gras* que uno puede encontrar en la carta de un restaurante no es más que

el hígado graso de una oca o un ganso sobrealimen-
tados.

También se desarrolla otro tipo de hígado graso
por la ingesta excesiva de alcohol. El mecanismo que
conduce a desarrollar un hígado graso por ingesta de
alcohol es un poco distinto del provocado por la
sobrealimentación. El alcohol se absorbe en los intestinos, pero 20 por ciento del consumido ya ha sido
absorbido por el estómago. El alcohol que pasa del
estómago al hígado se descompone en primer lugar
en una sustancia tóxica, el acetaldehído. Las enzimas
vuelven a descomponer este peligroso compuesto en
forma de ácido acético, para acabar descomponién-
dolo en agua y dióxido de carbono y finalmente ser
excretado. Todo este proceso de descomposición no
se produce de una manera fluida, sino que el alcohol
que todavía no se ha descompuesto y el acetaldehído
van circulando por todo el cuerpo a través del flujo
sanguíneo hasta que se descomponen del todo.

Mientras el alcohol sigue circulando, el cuerpo está
en estado de embriaguez. Cuando el acetaldehído no
se descompone por completo y permanece en el cuerpo, la persona sufre náuseas, dolores de cabeza y otros
males: es lo que se conoce como resaca.

Se necesitan varias fases para descomponer el alcohol en el organismo, y en cada una de esas fases

se consumen enzimas. Además, se genera una gran cantidad de oxígeno activo en cada fase de la descomposición y se consumen más enzimas para desintoxicarnos de ese exceso de oxígeno activo. Este proceso puede llevarse a cabo si hay suficientes enzimas en el cuerpo. Las personas que han sido muy bebedoras suelen carecer de reservas suficientes de enzimas y por ello son incapaces de reparar los daños ocasionados por el exceso de oxígeno activo. En consecuencia, el exceso de oxígeno activo destruye células hepáticas, lo que provoca orificios en el hígado. Y éste, para rellenar esos huecos, empleará la grasa que encuentre cerca. El hígado graso alcohólico es el resultado de las toxinas que se generan durante la reiterada descomposición del alcohol, con lo que se generan daños en las células del hígado, que, a su vez, intenta rellenar los huecos resultantes con grasa.

JUVENTUD A CAMBIO DE CARNE Y BEBIDA

Sin la menor duda, una ingesta excesiva de alimentos de origen animal y de alcohol hará que envejezcas antes de tiempo. Esto se debe a que la combinación de una dieta cargada de grasas animales y un consumo excesivo de bebidas alcohólicas deriva en una creciente acumulación de grasa visceral, lo que acelera el proceso de envejecimiento.

En la actualidad, a los diagnosticados de síndrome metabólico se les suele recomendar que sigan una dieta baja en calorías y hagan ejercicio. Es cierto que el ejercicio reducirá la grasa visceral, pero en lo que respecta a la dieta se necesita un asesoramiento algo más concreto. ¿Qué se entiende exactamente por una dieta equilibrada, basada en ensayos clínicos? Deben estudiarse los efectos que los distintos alimentos causan en el cuerpo y se debe aconsejar a los pacientes que eviten aquellos alimentos que con mayor probabilidad puedan convertirse en grasa visceral.

La actual ciencia nutricional tiende a ignorar la diferencia entre las proteínas de origen animal y las de origen vegetal. No obstante, según mis datos clínicos, ambas causan efectos completamente distintos en el cuerpo.

Por ello aconsejo a mis pacientes con un elevado grado de grasa visceral que, como primer paso, reduzcan la ingesta de grasas animales. Mi recomendación es restringir el consumo de carne a una o dos veces al mes, comer pescado un par de veces por semana, puesto que su grasa es diferente a la de otros animales, y tratar de obtener proteínas de alimentos de origen vegetal, como las legumbres. Para mejorar el estado intestinal, recomiendo consumir cereales (arroz integral mezclado con otros cereales) como alimento básico, junto con verduras, algas marinas y fruta. También recomiendo ingerir una cantidad adecuada de agua para facilitar el flujo sanguíneo y el linfático. De ese modo se reducirá la grasa visceral y el estado de los intestinos experimentará una mejoría notable en un plazo de tres a seis meses.

Muchas veces, nuestro cuerpo es más sabio que nosotros mismos. Siempre trata de mejorar y equilibrar nuestra salud, con el objetivo de alcanzar un estado óptimo. Nuestro deseo de comer y beber más tiene como consecuencia el desperdicio de enzimas, lo que ocasiona la sobrecarga de nuestros órganos. Un poco de disciplina para contener nuestro impulso por tomar alcohol y alimentos de origen animal nos rendirá beneficios enormes en términos de mejorar nuestra salud.

Soy japonés, pero no creo en el dicho nipón que reza: «El *sake* es la mejor medicina», ni tampoco creo en el consejo bíblico que recomienda: «Toma un poco de vino para el estómago.» El alcohol no le hace absolutamente ningún bien a nuestro cuerpo.

Yo no bebo, pero he vivido la experiencia de desmoronarme por haber tomado por equivocación una bebida que contenía alcohol. Aquel día hacía calor y al regresar al edificio del club de golf después de haber jugado unos hoyos me encontraba bastante deshidratado. En el bar, mi mujer pidió una piña colada y yo pedí lo mismo, pero sin alcohol. El camarero debió de confundirse al servir las bebidas y tomé un trago de la piña colada que llevaba alcohol. Pese a que noté el sabor del alcohol y no me terminé la copa, ya era demasiado tarde. Me empezaron a subir la tensión arterial y el ritmo cardiaco en pocos minutos. Dado que tomé muy poca cantidad de alcohol, tanto la tensión como las pulsaciones volvieron en poco rato a la normalidad y no ocurrió nada grave.

Puede que el mío sea un caso extremo, pero pensemos que el alcohol es bastante tóxico para algunas personas. Se dice que más de la mitad de los japoneses carecen de las enzimas que descomponen el alcohol y, pese a todo, hay muchos que sí pueden consumirlo. Esto es porque las enzimas tienden a localizarse donde se suelen emplear más. Quienes al principio no podían tomar demasiado alcohol pueden convertirse en grandes bebedores si persisten en beber. Esto se debe a que el cuerpo detecta la amenaza y envía enzimas para la desintoxicación. Pero desarrollar la capacidad de descomponer el alcohol no es necesariamente algo bueno, ya que conlleva el consumo de gran parte de las enzimas del cuerpo.

A las bebidas se les puede atribuir el mérito de reducir el estrés o de actuar como desinhibidor para las relaciones sociales, pero existen mejores maneras de alcanzar esos objetivos. Es imprescindible tener claro que beber alcohol le pasa una importante factura a nuestro cuerpo.

Las mujeres son especialmente vulnerables a los efectos negativos de la bebida. Para empezar, son más propensas a la adicción al alcohol. Muchas mujeres se emborrachan con más facilidad después de la menstruación. Esto ocurre porque en ese momento tienen niveles más elevados de estrógenos. Además, les cuesta más metabolizar el alcohol. Y esto supone que las toxinas permanecen más tiempo en el cuerpo, lo que incrementa los riesgos para la salud.

Tengan en cuenta, señoras, que están pagando con su juventud la bebida que hoy puede parecerles algo divertido. Quienes se esfuerzan por no desperdiciar enzimas pueden tomarse una copa de vez en cuando, pero si convertimos la bebida en un hábito diciéndonos que tomamos una cantidad tolerable, tras unos años de mantener ese hábito podemos sufrir envejecimiento prematuro o desarrollar un hígado graso.

CUANTO MÁS DESEAS CONSERVARTE JOVEN, MÁS JOVEN TE CONSERVAS

La diferencia entre hombres y mujeres que aparentan ser más jóvenes y aquellos que aparentan más edad también se refleja en sus características intestinales. Quienes presentan unos intestinos limpios lucen también una piel más joven, mientras que quienes presentan peores características intestinales muestran una piel envejecida y aparentan más edad de la que tienen.

Si quieres conservarte joven, es importante que sigas una dieta y unos hábitos de vida que mejoren tus condiciones gastrointestinales. Y nunca es demasiado tarde para empezar a atrasar el reloj. Con toda certeza, la mejora del sistema gastrointestinal te hará estar más sano y parecer más joven.

A veces, no obstante, hay gente que parece más joven sin hacer prácticamente nada para mejorar su estómago e intestinos. También se da el caso de personas que siguen una buena dieta y tienen buenos hábitos y unas parecen más jóvenes que otras. ¿Qué es lo que diferencia a quienes aparentan menos edad de los que no?

He dado con la respuesta a este enigma tras muchos años de examinar y conocer a fondo a mis pacientes.

Los que aparentan claramente más juventud son los que más deseos tienen de permanecer jóvenes. Es decir, que piensan de manera diferente. Más adelante profundizaré en esta cuestión. El efecto que ejerce la mente en el cuerpo es mucho mayor de lo que la medicina había creído hasta ahora.

En mis anteriores libros he afirmado que la determinación y la motivación positiva pueden vencer a la enfermedad. De forma parecida, el grado de juventud que uno aparenta varía según la intensidad del deseo que se tenga.

Entre las actrices y otros famosos encontramos a muchos que parecen más jóvenes de lo que indica su edad biológica real. No siguen necesariamente una dieta para mejorar su estado gastrointestinal. Su aparente juventud deriva de su fuerte deseo de ser jóvenes y guapos. Es posible que su aspecto físico no esté respaldado por una buena salud, pero es bastante plausible que la intensidad de su deseo ejerza un efecto beneficioso en su cuerpo. Como prueba de ello vemos a bastantes actrices y presidentes retirados que han envejecido con mucha rapidez. Esto se debe a que su determinación ha menguado. Si su aparente juventud estuviese respaldada por una buena salud, no envejecerían tan deprisa. Vivir con determinación se nota. La mejor estrategia es seguir una dieta y llevar hábitos que sean buenos para los intestinos y, además, cultivar un fuerte deseo de ser joven.

Alguien como yo, que practico la medicina preventiva, debe vivir conforme a aquello que enseña o, de lo contrario, nadie lo escucharía. Para mí es importante ser y parecer sano y joven. Propongo métodos que he desarrollado para vivir una vida sin enfermar. Cuanto más importante sea para uno vivir esa vida —cuanto más intenso sea su deseo—, más sano estará.

CAPÍTULO 2

CÓMO RECUPERAR UNA SALUD Y UNA BELLEZA JUVENILES

EL AGUA, UN ELEMENTO IGNORADO POR MUCHOS MÉTODOS ANTIENVEJECIMIENTO

Nos gusta tener una piel fresca, suave y joven, del mismo modo que nos gusta la fruta fresca y jugosa. Un contenido elevado de líquidos es indicativo de que las células son jóvenes y están sanas. El cuerpo humano está compuesto, por término medio, por 60-70 por ciento de líquidos. Cuanto más joven es una persona, más probable es que esté en la franja superior de ese porcentaje, ya que el cuerpo tiende a perder líquidos a medida que envejece. En un bebé, el líquido es 70-80 por ciento del peso del cuerpo, totaliza 60-70 por ciento en el adulto y se reduce a 50-60 por ciento al llegar a la vejez. Esto constituye un indicador de la estrecha vinculación existente entre el envejecimiento y el hecho de que las células estén o no cargadas de líquido. Los estómagos e intestinos de los bebés son muy bonitos y blandos y presentan una buena textura, al igual que su piel. La cantidad de líquidos de la piel de un bebé puede ascender hasta 88 por ciento. Para cuando cumplimos 20 años, esa cantidad puede caer hasta 68 por ciento. A los 60, la cantidad de líquidos en el cuerpo puede descender hasta 40 por ciento.

El hecho de que se esté popularizando el empleo de ácido hialurónico y hormona del crecimiento en los tratamientos antiedad se debe a que el ácido hialurónico tiene el poder de elevar el contenido de humedad de la piel. Es un agente de retención de humedad. La hormona del crecimiento deja de producirse aproximadamente a los 15 años. Muchos métodos antienvejecimiento tratan de rejuvenecer la piel mediante el suministro artificial de esta hormona. En mi opinión, no se trata de una buena idea, pues ese método entraña riesgos.

Hay muchas cosas del funcionamiento de nuestro cuerpo que no comprendemos del todo. Por ejemplo, las hormonas que segregamos en la adolescencia regulan el crecimiento y desencadenan la pubertad. En esta importante etapa de desarrollo necesitamos gran cantidad de hormonas de crecimiento. La secreción de hormonas de crecimiento alcanza su nivel máximo durante la adolescencia. En la edad adulta seguimos produciendo algunas hormonas de crecimiento, porque son necesarias para el metabolismo y las funciones inmunitarias, pero la cantidad que necesitamos es mucho menor que durante la adolescencia.

¿Es correcto ignorar los ritmos naturales del cuerpo y de la naturaleza y seguir suministrando hormonas del crecimiento para mantener una piel suave y tersa cuando la persona ya ha llegado a la edad adulta? Los efectos de estas hormonas en la piel están demostrados, pero deberían estudiarse bien los efectos que causa su uso prolongado en otras partes del organismo antes de emplearlas con fines estéticos. Las hormonas son vitales para nuestra existencia, pero la cantidad de ellas que necesitamos es muy reducida. Resulta tan fácil alterar el delicado equilibrio hormonal del cuerpo que no creo que un suplemento artificial de hormonas sea la mejor opción para la salud.

Aquello que necesitamos para lograr un cuerpo sano y joven no debería suministrarse de manera artificial. En lugar de eso, sería conveniente que nos esmerásemos en crear condiciones internas que aprovechen el mecanismo homeostático y el poder curativo natural innatos del cuerpo. Para conseguir dichas condiciones deberíamos servirnos de medios naturales, como buena alimentación, agua pura, evacuación apropiada, sueño reparador, respiración profunda, ejercicio físico y actitud mental positiva.

Muchos de los llamados métodos antiedad hacen caso omiso de una de las maneras naturales más importantes para tener buena salud y belleza: ¡beber agua buena! Un suministro adecuado de agua buena es el mayor secreto de belleza. Nadie puede esperar lucir la suave piel de un joven usando sustancias que retienen la humedad u hormonas, mientras su cuerpo se deshidrata por la falta de agua. El agua ejerce un efecto mucho mayor que la alimentación en la salud y el funcionamiento del cuerpo. Es erróneo pensar en incrementar la retención de humedad mediante terapias hormonales y olvidarse de suministrarle al organismo el agua que necesita.

POR QUÉ SE NOTAN EN LA PIEL LOS PRIMEROS SÍNTOMAS DE ENVEJECIMIENTO

El agua está presente en todas las partes del cuerpo. Incluso las uñas, que parecen secas, contienen cerca de 15 por ciento de agua. Por supuesto, necesitamos agua para transportar los nutrientes necesarios y excretar los desechos, aunque su papel no se limita a esas funciones. Las enzimas no pueden funcionar sin agua. Para lograr un poder enzimático completo, es necesario disponer de una gran cantidad de agua. Esto se debe a que un suministro adecuado de agua regula el flujo en el estómago y los intestinos, así como la eliminación de las toxinas, con lo que a su vez se regula el equilibrio de bacterias en las células intestinales, lo que contribuye a la generación de más enzimas.

El agua desempeña un papel vital en el sistema inmunitario. Por ejemplo, cuando el cuerpo se deshidrata, la tráquea pierde humedad y las células inmunitarias no pueden funcionar adecuadamente. Su capacidad de mantener a raya a hongos y bacterias se ve disminuida. Un cuerpo mal hidratado es propenso a resfriados, tos, bronquitis y neumonía.

Y esto no queda restringido a las membranas mucosas, como las de la tráquea. La piel que sufre una exposición constante al aire se resecará y será menos resistente a diversas bacterias, lo que puede ocasionar problemas cutáneos como la dermatitis. La llamada piel sensible, que reacciona con erupciones y otros problemas cutáneos a cualquier mínima irritación, es una piel con una cantidad de humedad inadecuada en la capa cuticular. La piel, que es un órgano vital como recubrimiento protector del cuerpo, sólo puede protegernos si sus células reciben la humedad que necesitan.

El agua es también vital para todos los órganos internos. La inteligencia innata de nuestro cuerpo comprende que puede no tener disponible un suministro adecuado de agua en todo momento. Por ello, dentro del cuerpo se establece un orden de prioridades para suministrar agua a los órganos vitales.

La primera prioridad es el cerebro. El cerebro es una masa de neuronas, 85 por ciento de la cual está compuesta por agua. El cerebro procesa la información recopilada a través de los nervios por todas las partes del cuerpo y emite las instrucciones necesarias para que todo funcione. El hecho de que el cerebro contenga un porcentaje tan elevado de agua se debe a que ésta actúa como medio para transportar información. Las neuronas tienen unos canales diminutos por los que discurren unas sustancias neurotransmisoras producidas en el cerebro hasta los nervios periféricos. Por consiguiente, la escasez de agua en el cerebro derivará en una incapacidad para llevar información al cerebro y para que este transmita instrucciones. Es decir, que el cerebro no será capaz de manejar información vital para la supervivencia del cuerpo. Si la escasez de agua es leve, podemos tener un simple dolor de cabeza, pero si es grave, puede derivar en síntomas como alteración de la conciencia o problemas de memoria. En caso de una escasez extrema de agua, como la que se produce por un golpe de calor, puede ponerse en riesgo nuestra vida.

La segunda prioridad del agua, después del cerebro, son los pulmones, seguidos por el sistema endocrino, incluidos hígado y riñones. Los músculos y los huesos ocupan posiciones más bajas y la última prioridad es la piel. Por eso los síntomas de envejecimiento se aprecian sobre todo en la piel.

LA ESCASA INGESTA DE AGUA PUEDE DERIVAR EN CÁNCER

Un adulto de complexión media necesita beber de litro y medio a dos litros de agua. Si bebes solo un litro diario, tu cuerpo sufrirá los efectos de una escasez de entre 30 y 50 por ciento del agua que necesita. Esa escasez no se reparte de manera uniforme en todos los órganos y las células, porque el cuerpo priorizará la distribución del agua a los distintos órganos en función de su importancia para la vida. Dicho de otro modo, de un tercio a la mitad de las células de tu piel, que ocupan un puesto bajo en las prioridades, no recibirán nada de agua. La deshidratación de un órgano como el cerebro o el corazón podría poner tu vida en peligro. La deshidratación de la piel hará que ésta sea menos elástica, pero no te causará la muerte. Por ello, si se produce carencia de agua, el cuerpo limitará el flujo sanguíneo de los vasos más periféricos y priorizará el flujo hacia las zonas más vitales.

Al mismo tiempo, la capacidad que tiene el cuerpo de priorizar la distribución de agua garantiza que tu presión sanguínea se mantenga a un nivel adecuado para que no se reduzcan el suministro de nutrientes y oxígeno a las células ni la eliminación de desechos de las células. El cuerpo humano puede tolerar la privación de alimentos y agua hasta cierto punto y las células privadas de agua no mueren de manera inmediata. No obstante, si persiste situación, las células perderán su capacidad normal de metabolización y funcionamiento.

Las enzimas no logran funcionar adecuadamente para eliminar toxinas en aquellas células carentes de agua y se produce un mayor riesgo de que ocurra una mutación de los genes, lo que puede derivar en cáncer. A algunos les costará creer que la escasez de agua pueda llevar a la aparición de cáncer, pero es la verdad.

Un japonés de 23 años vino a consulta a mi clínica de Nueva York. Sufría de disfagia (dificultad para tragar) debido a que tenía un cáncer entre el esófago

y el estómago. Al sospechar que la falta de agua podría ser en parte la causante del problema, le pregunté cuánta agua bebía al día. Su respuesta fue que bebía más que la media. Tenía la piel rugosa y mala
circulación y un examen endoscópico reveló falta de
agua. Después de más preguntas descubrí que no
bebía nada de agua. Bebía refrescos carbonatados
que contenían gran cantidad de cafeína, que deshidrata el cuerpo. Tomaba siete u ocho botellas al día.

El agua es un líquido, pero no todos los líquidos
son agua. Más adelante trataré esto en profundidad,
pero es importante saber que lo que nuestro cuerpo
necesita no es cualquier fluido. Necesita agua. Mi
investigación sobre hábitos dietéticos y enfermedades
me ha hecho ver la importancia de consumir una
cantidad adecuada de agua. La mayor parte de mis
pacientes de cáncer no habían bebido agua en las
cantidades recomendadas.

Cuando opero a un paciente con cáncer, le recomiendo siete hábitos de salud para evitar la reaparición del cáncer, y hago especial hincapié en que tiene que beber una gran cantidad de agua. De litro
y medio a dos litros es lo adecuado para una persona
sana, pero yo recomiendo beber de dos a tres litros
de agua a menos que exista algún problema renal.
Creo que uno de los motivos de que el índice de

reaparición del cáncer sea tan bajo entre mis pacientes se puede atribuir a este consejo.

Existen muchas opciones a la medicina occidental, que se basa principalmente en fármacos y cirugía. La terapia de enzimas que propongo es una de ellas. La «cura de agua», que recomienda un consumo adecuado de agua para curar enfermedades, es otra. El doctor Batmanghekudj, médico iraní, investigó la importancia que tiene el agua y afirmó que la mayoría de las enfermedades actuales derivan de daños en el metabolismo debidos a una carencia crónica de agua en las células. Su obra se ha leído ampliamente y mucha gente que padecía enfermedades crónicas se ha curado. Yo he leído su libro y concuerdo con su teoría de que la escasez de agua en las células es la causante de muchos problemas, aunque discrepo en que todas las enfermedades estén causadas por esa carencia. Mi recomendación es seguir un tratamiento consistente en comer los alimentos adecuados, beber suficiente agua de calidad, evacuar con regularidad, respirar bien, hacer ejercicio moderado, dormir suficientemente y relajarse para tener paz mental. La salud se conserva mediante la interacción de todas estas prácticas. Puede ser hasta peligroso creer que sólo la comida o el agua pueden curar las enfermedades. Por muy equilibrada que sea la dieta de una persona, su efecto no será suficiente para que recupere y mantenga la buena salud a menos que consuma el agua suficiente. De hecho, es importante que ponga en práctica a la vez esos siete métodos de salud.

TU CUERPO NECESITA AGUA EN TODO MOMENTO

¿Cuándo bebes agua? Si tu respuesta es: «Cuando tengo sed», lo más probable es que tu cuerpo esté bastante deshidratado. La sed es la última señal que envía el cuerpo para advertirte que le falta agua. ¿Y cuál es la primera señal? Puede ser presión sanguínea elevada o piel reseca.

El primer efecto de la carencia de agua en el cuerpo se aprecia en la sangre y en el sistema linfático. El papel principal de la sangre es transportar oxígeno y energía a las células, mientras que la linfa arrastra consigo células viejas y desechos. Podemos considerar esos dos sistemas, el sanguíneo y el linfático, como las cañerías y los desagües de nuestro cuerpo. La sangre está compuesta por células sanguíneas y plasma. El plasma, que constituye 60 por ciento de la sangre, es agua en 90 por ciento. La linfa se encuentra en los vasos linfáticos después de que el plasma de los capilares sanguíneos fluya a los canales linfáticos. La linfa también está compuesta en 90 por ciento por agua.

Cuando un cuerpo no tiene suficiente agua, la linfa y la sangre tampoco. El resultado es que se espesa la sangre. Es el primer indicio de que al cuerpo le falta agua. Cuando la sangre se espesa, fluye peor. El cuerpo intenta asegurar que el flujo sanguíneo llegue a los órganos vitales y lo hace aumentando la presión sanguínea, incrementando el ritmo cardiaco o cerrando capilares sanguíneos. El primer síntoma o advertencia de la falta de agua es la pérdida de tono cutáneo. Tal vez te hayas fijado en que la piel parece rejuvenecer cuando se la masajea. Eso se debe a que la estimulación del masaje incrementa el flujo sanguíneo a los capilares venosos. La alteración de la presión sanguínea o del tono de la piel deben considerarse indicios que advierten de una escasez crónica de agua.

No obstante, el cuerpo tiene otras muchas maneras de enviar señales. Por ejemplo, cuando doy una conferencia y estoy mucho rato hablando, suelo carraspear, otro indicio de falta de agua. Tengo la costumbre de beber agua suficiente, pero durante una conferencia pierdo mucha cantidad de líquido en poco tiempo debido a la respiración y al sudor. Los pulmones y la tráquea tienen una necesidad constante de agua y por ello se prioriza su suministro hacia ellos, pero cuando se consume una gran cantidad de agua, se deshidratan con mucha rapidez. Quienes suelen hablar en público o cantar a menudo deberían beber cerca de un litro de agua antes de empezar. Hay cada vez más gente que sufre de ojos secos debido al uso de computadoras. Más que tratar esto como un problema de los ojos, sugiero beber dos o tres vasos de agua y cerrar un rato los ojos. Este es un método más seguro y mucho más eficaz que usar gotas. La mejor cura, sin embargo, es la prevención: beber mucha agua de manera habitual para que el cuerpo tenga un aporte de líquidos suficiente en todo momento.

A lo mejor has tenido calambres en las piernas alguna noche. Ésa es también una señal de la falta de agua en tu organismo. El calambre es causado por una contracción de los músculos de la pantorrilla. La causa de esa contracción está en el desequilibrio de minerales originado por la falta de agua en la sangre. Esto mismo ocurre también cuando los calambres se dan después de hacer un ejercicio intenso, como natación o futbol. Durante el sueño somos propensos a la deshidratación porque el organismo se ve privado de agua durante varias horas. Un adulto transpira, en promedio, el equivalente a un vaso de agua durante una noche. Sin embargo, debe evitarse beber agua justo antes de acostarse por el peligro de que se produzca reflujo gastroesofágico. Sugiero beber agua unas dos horas antes de acostarse y evacuar el agua sobrante por la orina antes de meterse en la cama.

QUIENES PADECEN ALERGIAS O DERMATITIS ATÓPICA DEBEN BEBER AGUA

Un chequeo médico básico siempre incluye un análisis de orina. La orina excretada por el cuerpo da muchas pistas sobre la salud de un individuo. La primera orina que expulsamos por la mañana es la mejor para un análisis porque es la menos diluida. El paciente lleva ocho horas sin beber agua y, por tanto, su orina contiene menos agua y es más densa. El color indica la densidad de la orina. La orina de una persona sana que bebe una cantidad saludable de agua es transparente y con un toque de color amarillo. La orina sana de la mañana es un poco más oscura.

El color de la orina se oscurece cuando disminuye el agua del organismo, por lo que quienes tienen una orina oscura por la mañana deberían incrementar su consumo de agua. Los ancianos, con menor capacidad de retención de agua, y los bebés, que necesitan gran cantidad de agua, son más propensos a deshidratarse. Para los ancianos y los más pequeños es especialmente importante beber agua con frecuencia. En el adulto, los sistemas innatos del cuerpo regulan el agua contrayendo los vasos o reduciendo el volumen de orina. Y el color y la densidad de la orina varían en función de ello. El cuerpo de los bebés, en cambio, no está lo suficientemente desarrollado para regular los fluidos corporales de ese modo. Por eso es importante prestar atención a su ingesta de líquidos, para que estén bien hidratados. La deshidratación puede ser la causante de que un bebé llore después de haber comido. Es importante prestar atención a la hidratación del bebé sobre todo cuando se alimenta con leche infantil, ya que esos compuestos están fabricados con ingredientes que imitan la leche materna, pero cuyo elemento básico suele ser leche de vaca. Los alimentos de origen animal suelen aportar acidez al cuerpo, que, por lo tanto, tiende a deshidratarse. Los bebés con problemas gastrointestinales sufren el riesgo de desarrollar inflamación intestinal o una secreción excesiva de histaminas debido al estrés de la deshidratación.

Hablando de histaminas, me gustaría tratar el efecto adverso que tiene la deshidratación en los alérgicos. La histamina es una sustancia que envía una señal al sistema inmunitario cuando un alérgeno invade el organismo. En otras palabras, la histamina se segrega como señal de que hay que purgar algún organismo invasor. Cuando se segrega en exceso, puede causar varios tipos de reacciones alérgicas, como moqueo nasal, inflamación, picores, edema y dolor. Prácticamente lo mismo ocurre con la dermatitis atópica y el asma. Quienes sufren síntomas de alergia tienen niveles altos de histamina, una sustancia que es útil para el organismo como transmisor del sistema inmunitario, siempre que no se segregue en exceso. Podemos preguntarnos por qué se segrega histamina en exceso. Pero de momento no tenemos una respuesta. Puesto que se han observado características hereditarias en las alergias, los científicos intentan determinar si se trata de una cuestión genética, pero hasta la fecha no se ha certificado que lo sea.

Curiosamente, en experimentos realizados con animales se ha confirmado que al incrementar el suministro de agua al cuerpo, se reduce la producción de histaminas. El doctor Batmanghekudj, que propugna la «cura de agua», afirma que, cuando sus pacientes alérgicos incrementaron el consumo de agua, sus síntomas se vieron reducidos de manera sorprendente. No sé con exactitud por qué el aumento del consumo de agua deriva en una menor producción de histamina, pero sospecho que una cantidad adecuada de agua en las células actúa a modo de «barrera» de mucosa, de modo que las células empiezan a funcionar correctamente para suprimir la reacción adversa a las sustancias que causan alergia.

EL CEREBRO SE CONTRAE ASOMBROSAMENTE DESPUÉS DE UNA NOCHE DE ALCOHOL

Si alguna vez durante una noche de copas has bebido alcohol en exceso, sin duda habrás experimentado una sed tremenda al despertar. Esto ocurre porque el cuerpo está sumamente deshidratado.

El alcohol priva de agua al cuerpo de varias maneras. La primera se debe a las propiedades diuréticas del alcohol. Los grandes bebedores de cerveza pueden atiborrarse de jarras porque el agua que se pierde por la orina es mucha más que la que ingieren con la cerveza. El agua del cuerpo también se emplea para neutralizar y eliminar las toxinas generadas durante el proceso de descomposición del alcohol. El cuerpo tiene que deshacerse de las toxinas lo antes posible, de manera que con ese fin aumenta el volumen de orina y vacía el agua del organismo. Además, al consumir alcohol, se incrementa la cantidad de agua que se evapora de la membrana nasal debido al alcohol presente en la respiración. El alcohol hace que el agua sea más volátil. Al mismo tiempo, inmediatamente después de haber consumido alcohol, los vasos sanguíneos se dilatan, disminuye el flujo y se acelera el ritmo cardiaco, a lo que sigue un incremento del ritmo respiratorio. Con una respiración más rápida se pierde agua de la tráquea a mayor velocidad. Con el aumento de la circulación sanguínea se eleva la temperatura corporal y también la cantidad de sudor que se emplea para regularla. De ese modo, el cuerpo pierde una gran cantidad de agua, lo que causa deshidratación.

Cuando prosigue la deshidratación, se produce un restablecimiento del flujo sanguíneo. Es decir, con el fin de proteger al cuerpo de un estado de deshidratación acelerada, los vasos sanguíneos se contraen para limitar el flujo. Cuando los vasos se contraen y se corta el flujo a los capilares, muchas células se vuelven ineficaces. Así, la deshidratación causada por el alcohol alcanza al cerebro, que está compuesto en gran parte por agua. La desagradable sensación de la resaca al día siguiente de una noche de haber bebido mucho se debe principalmente al resto de acetaldehído que queda en el cuerpo, pero el característico dolor de cabeza palpitante lo causa el cerebro, que se ha vuelto atrófico por la pérdida de agua de sus células. Si no se abusa del alcohol con frecuencia, el problema de la atrofia en el cerebro puede resolverse bebiendo abundante agua. El consumo excesivo de alcohol y la consiguiente atrofia del cerebro pueden derivar en una pérdida de la capacidad de recuperación y acabar ocasionando una disminución de la función cerebral. El cerebro de muchos alcohólicos está atrofiado debido a la deshidratación producida por el frecuente exceso de bebida.

Se consumen grandes cantidades de enzimas durante la descomposición del alcohol y por eso es mejor no beberlo. Si no queda más remedio, se recomienda consumir abundante agua antes y después de tomar alcohol para evitar la deshidratación.

FUMAR CAUSA DESHIDRATACIÓN

La piel de los grandes fumadores presenta una tonalidad claramente oscura y flacidez prematura. Eso es debido al envejecimiento de la piel por causa de la deshidratación crónica. Los líquidos que tenemos en nuestro cuerpo se dividen en fluidos intracelulares y extracelulares. El fluido intracelular es, literalmente, el líquido dentro de las células. El fluido extracelular está fuera de las células, concretamente, el plasma sanguíneo y la linfa. Como ya he mencionado, 60-70 por ciento de nuestro cuerpo son fluidos, de modo que 40 por ciento del cuerpo lo componen fluidos intracelulares, y 20 por ciento, fluidos extracelulares.

Cuando el aporte de agua es escaso o cuando el cuerpo pierde gran cantidad de líquido, el primero en desaparecer es el fluido extracelular, es decir, el plasma y la linfa. Si persiste la deshidratación y se reduce el fluido extracelular, el cuerpo intenta evitar la pérdida de sangre recurriendo al fluido del interior de las células. La reducción del fluido intracelular merma el funcionamiento de estas células, la producción de enzimas y la actividad de estas dentro de las células. Esta pérdida de volumen y de actividad de las enzimas supone a su vez una disminución del poder de las enzimas para combatir la oxidación. El hecho de que la deshidratación acelere el envejecimiento de las células se debe al debilitamiento de ese poder de las enzimas causado por la escasez de líquidos. Por consiguiente, si queremos mantenernos sanos y jóvenes, es importante que bebamos abundante agua para evitar la deshidratación.

LA CAFEÍNA DEL CAFÉ ACELERA EL ENVEJECIMIENTO

Hasta ahora he afirmado que el alcohol y el tabaco causan deshidratación. Otra cosa que aconsejaría es limitar al mínimo el consumo de cafeína. La cafeína tiene potentes propiedades diuréticas. Cuando tomamos mucho café o té cargados de cafeína estamos propiciando una fuerte deshidratación. A los amantes del café les gustan sus propiedades estimulantes, pero el café entraña riesgos. Hay quien bebe café para despertarse. El café tiene la facultad de estimular el sistema nervioso central. Esta estimulación excesiva de la red nerviosa puede hacer que te sientas temporalmente lleno de energía, pero la ingesta excesiva de café puede ocasionar arritmias debidas a la sobrecarga de los músculos cardiacos.

Esta producción excesiva de energía puede causar también una sensación de agotamiento una vez que ha pasado el subidón de energía. El mayor problema de la excesiva producción de energía es el derroche de enzimas. Si tenemos en cuenta la merma de poder de las enzimas debida a la deshidratación y al derroche de enzimas que ocasiona esta producción excesiva de energía, comprenderemos por qué el consumo de cafeína en grandes cantidades acelera el proceso de envejecimiento. Lo más aconsejable es no tomar más de dos o tres tazas diarias de café o té.

TOMAR BEBIDAS ENERGÉTICAS MIENTRAS HACEMOS DEPORTE PUEDE SER PELIGROSO

Como ya hemos visto antes, la sed no es el primer indicador de que se está agotando el agua de nuestro organismo, sino una alerta que nos dice que nos estamos adentrando en un estado peligroso de deshidratación. Si tienes plantas, sabrás que es importante regarlas periódicamente para que no se marchiten. Después de regarlas se recuperan, pero si sólo las riegas cuando dan señales de marchitarse, se debilitan y acaban por morir.

Lo mismo sucede con el cuerpo humano. Cada vez es mayor el número de personas que mueren de ataques al corazón en verano y, en mi opinión, es un indicador de que hay cada vez más gente con deshidratación crónica. Con un consumo adecuado de agua es muy improbable que uno muera por deshidratación, a menos que se ponga a hacer ejercicio de manera intensiva a pleno sol. Para vivir una vida larga, no obstante, es más importante prevenir los problemas que curarlos. Asimismo, es mucho más conveniente beber agua con regularidad que tomarla sólo en el momento en que nos ataca la sed. En el caso de practicar actividades deportivas durante el verano, beber abundante agua antes de un partido reducirá el riesgo de sufrir un golpe de calor o de deshidratarse. Algunos golfistas aficionados evitan beber agua mientras juegan, con el argumento de que así la cerveza les sabe mejor cuando acaban y están sedientos. Eso es muy peligroso. Me atrevo a decir que es un acto suicida beber cerveza, que tiene efectos diuréticos, cuando uno está deshidratado. Si vamos a tomar cerveza, mi consejo es beber medio litro de agua antes de hacerlo. Hay quienes dicen que primero beben cerveza y después agua porque ambas van a acabar igualmente dentro de su cuerpo. El agua que se consume después de la cerveza se desperdicia porque es excretada por el poder diurético que tiene la cerveza. Por eso es importante tomar agua antes de beber cerveza.

Una de las razones por las que el ejercicio es bueno es que estimula los músculos y eso propicia la circulación de los fluidos corporales. Si la sangre se espesa, en cambio, esos líquidos del cuerpo no lograrán fluir bien. Las personas que se cansan con mucha facilidad al hacer ejercicio probablemente tengan falta de agua. Cuando hay déficit de agua, no se distribuyen de manera eficaz los nutrientes y el oxígeno, y los músculos y las células dejan de funcionar al máximo rendimiento; por eso aparece el cansancio. Cuando uno se nota así de agotado, mi sugerencia es beber agua y tumbarse durante un rato. A medida que el agua se distribuye a las células, se incrementa el poder de las enzimas del cuerpo, con lo que la sensación de fatiga desaparece. En pocas palabras, es importante beber agua antes de hacer ejercicio, antes de comer, antes de beber alcohol y, sobre todo, cuando se tiene sed.

Hay quien dice que es mejor tomar bebidas energéticas que beber agua mientras se practica deporte. Es cierto que es importante no consumir sólo agua, sino también minerales como sodio, potasio, magnesio y demás, porque se pierden con el sudor. Sin embargo, no recomiendo las bebidas energéticas porque, además de minerales, contienen una gran cantidad de azúcar. En una botella de 500 mililitros de cualquier refresco hay de 30 a 50 gramos de azúcar. Las bebidas energéticas contienen aún más azúcar para ayudar a recuperarnos de la fatiga. Puede estar bien que un atleta las consuma como complemento energético mientras hace ejercicio intenso, pero para los que juegan golf o corren ocasionalmente esas bebidas presentan demasiados riesgos.

Es bien sabido que una ingesta excesiva de refrescos azucarados causa lo que se conoce como «síndrome metabólico por refrescos». Las bebidas energéticas contienen sustancias que controlan la ósmosis para su absorción más eficaz. De ese modo, la glucosa se absorbe con mucha rapidez, lo que eleva el nivel de glucosa en la sangre. Por eso las bebidas energéticas conllevan más riesgo de causar diabetes que los refrescos azucarados corrientes. La mejor manera de recuperar los minerales que perdemos con la transpiración es tomar un poco de sal de buena calidad con agua. Una pizquita o dos en un vaso de agua será suficiente.

HAY QUE ENTENDER LA DIFERENCIA ENTRE AGUA Y LÍQUIDOS Y ENTRE SAL Y SALES MINERALES

¿Cuánta agua bebes al día? Cabe recordar que agua y líquidos no son lo mismo, así que el consumo de cualquier bebida que no sea agua pura no cuenta como beber agua. Bebidas como el café, el té y los zumos, por ejemplo, contienen líquido, pero no son agua. Debe de ser mucha la gente que no bebe agua cada día. Descubrí que muchos de mis pacientes tomaban café, refrescos, zumos y demás en grandes cantidades, pero no demasiada agua. Y había algunos que no bebían agua casi nunca. Ni qué decir tiene que todos esos pacientes estaban deshidratados y eso se veía en el avanzado estado de envejecimiento de las células de su piel. Su salud también se había resentido. Algunos habían desarrollado ya enfermedades graves como cáncer. Ya he hablado sobre los riesgos de las bebidas energéticas. Básicamente, ninguna bebida que no sea agua es capaz de saciar la sed de nuestras células.

El café y el té tienen gran cantidad de líquido, pero también contienen muchas sustancias químicas naturales. En el café hay unas veinticinco sustancias químicas distintas, y lo mismo en el té. Para obtener de estas bebidas el aporte necesario de agua, nuestro cuerpo tendría que filtrar esas impurezas y desintoxicar el organismo, un proceso que implica un enorme consumo de enzimas. La cafeína contenida en el café y el té es diurética y eso hace que perdamos una gran parte del agua que ingerimos al tomarlos.

Los zumos concentrados y otros zumos de fruta industriales que se alinean en los estantes del supermercado son de poca utilidad para nuestro cuerpo porque durante su procesamiento se destruyen tanto las enzimas como la mayoría de las vitaminas. Estos zumos, en cambio, contienen grandes cantidades de aditivos, como azúcar, fructosa y otros. Su consumo excesivo suele ocasionar subidas del nivel de glucosa, lo cual puede provocar diabetes o hipoglucemia. Habrá quien piense que los zumos caseros, cargados como están de vitaminas, son buenos para aplacar la sed, pero también tienen muchísima azúcar además de agua. Hay que tener en cuenta que algunas frutas contienen sustancias diuréticas, como potasio o ácido cítrico, y al consumirlas perdemos mucha agua. La fruta contiene enzimas de buena calidad y es saludable, pero resulta necesario complementarla con abundante agua. En mis «siete métodos de salud» recomiendo beber agua antes de comer fruta, no como postre, sino como aperitivo antes de comer. Es decir, hay que beber agua, después tomar fruta y luego comer. Esto es importante para evitar la deshidratación y la pérdida de enzimas. Para cumplir este hábito, yo bebo agua siguiendo este método:

Mañana	Al levantarme	2-3 vasos (500-750 ml)
Mediodía	1 hora antes de comer	2-3 vasos (500-750 ml)
Noche	1 hora antes de cenar	2-3 vasos (500-750 ml)

Este sistema me permite tomar de litro y medio a dos litros de agua sin problemas. Quienes no sean capaces de beber mucho pueden empezar con 300 mililitros e ir incrementando la cantidad de manera gradual.

Hay quien afirma que una ingesta excesiva de agua es mala para la salud. Es cierto que conviene evitar el consumo excesivo de bebidas como café, té, zumo o refrescos, pero creo que se puede beber tanta agua como se desee, a menos que se sufra de problemas renales. El mejor diurético para nuestro cuerpo es el agua.

Como ya he señalado antes, hace falta un aporte adecuado de sal de buena calidad para mantener el equilibrio de vitaminas, minerales y agua en el organismo.

Igual que no todos los líquidos son agua, existe una importante diferencia entre la sal y el sodio. La sal refinada que solemos incluir en nuestra dieta está compuesta en 99.5 por ciento de cloruro de sodio (NaCl) puro, o sodio. La sal natural sin refinar contiene sobre todo sodio, pero también otros minerales. Una sal natural de buena calidad contiene potasio, magnesio, yodo y hierro en las proporciones adecuadas. Está compuesta por 86.5 por ciento de sodio y 13.5 por ciento de esos otros cuatro minerales. Todos ellos son esenciales para nuestro cuerpo.

La sal marina obtenida por evaporación es una sal natural especialmente buena para la salud, pues es muy rica en minerales.

EL AGUA DESTILADA NO ES NATURAL

Hay bastante gente en Estados Unidos y en Japón que bebe únicamente agua destilada. Argumentan que, puesto que carece de impurezas y minerales, sirve para purgar el organismo de cualquier exceso de impurezas y minerales que exista. Dudo mucho de que eso sea cierto. En los fluidos corporales hay electrolitos y la densidad de estos electrolitos se mantiene a un nivel constante. Cuando disminuye el nivel de esos fluidos o cuando se reduce la densidad de electrolitos en la sangre, el cuerpo incrementa la cantidad de fluidos animándonos a ingerir líquidos mediante la sensación de sed. El cuerpo trata, asimismo, de mantener la densidad de electrolitos incrementando la cantidad de orina o de sudor. Por otra parte, el agua destilada no es natural. La vida en la Tierra se gestó en el mar y se dice que el origen de los humanos se remonta al mar. No existe organismo capaz de vivir en agua destilada, que carece de minerales e impurezas. ¿Cómo puede ser buena un agua en la que no es capaz de sobrevivir un pez? Soy de la opinión de que la mejor agua para el cuerpo es el agua pura que existe en la naturaleza.

El agua de manantial brota de la tierra después de haber pasado a través de arena, rocas y cauces subterráneos. En muchas partes del mundo encontramos famosas aguas minerales que tienen siglos de existencia, contando desde que la tierra recibe la lluvia hasta que el agua mana de una fuente, lista para beber. A través de su prolongado recorrido subterráneo, el agua natural se purifica y absorbe minerales que son indispensables para los seres vivos. No hay un agua natural que carezca de minerales. Todos formamos parte de la naturaleza y creo que deberíamos beber agua mineral natural. Pero a veces cuesta encontrar un agua que podamos beber con total seguridad.

Yo uso un purificador de agua para obtener un agua potable que se acerca bastante a la ideal. El agua del grifo contiene cloro para eliminar bacterias. Para beber esa agua tenemos que eliminar el cloro y otros productos químicos, pero me parece poco respetuoso con la naturaleza que eliminemos todos los minerales que nos brinda.

Nuestro cuerpo está estrechamente vinculado con la tierra en que vivimos. La dieta ideal debería estar compuesta por alimentos originarios de la zona en que vivimos, preparados y consumidos mientras están frescos. Por ese motivo, es importante que mantengamos limpia la tierra. Porque si dejamos que se contamine, los alimentos que produce y el agua que mana de ella también se contaminarán.

En las enseñanzas budistas hay una expresión que dice así: «La consecuencia de tus actos es inseparable del entorno en que vives.» Nosotros, que sufrimos la contaminación medioambiental, tendríamos que tomarnos muy en serio esa afirmación. Deberíamos tener muy en cuenta que alimentos y agua verdaderamente buenos son aquellos que se han producido en un entorno natural cuidado con todo cariño.

CAPÍTULO 3

HÁBITOS DE VIDA
QUE INCREMENTAN
EL PODER DE LAS ENZIMAS

¿POR QUÉ NOS ENTRA SUEÑO CUANDO HEMOS COMIDO MUCHO?

Después de una comida copiosa nos entra sueño.

Cuando nos emborrachamos, nos entra sueño.

También nos entra sueño después de hacer ejercicio o cuando hemos trabajado mucho. ¿Por qué nos entra sueño?

El sueño es necesario para vivir. En términos generales, se trata de una señal de que debemos dejar que el cerebro descanse, pero no sabemos con exactitud cómo funciona esa señal del sueño. Nos entra modorra después de comer porque la sangre converge hacia el estómago y, en consecuencia, los nervios parasimpáticos predominan en el sistema nervioso autónomo y se relaja la tensión en el cerebro. Es cierto que comer provoca cambios en el sistema nervioso autónomo. Pero si tenemos en cuenta que también nos entra sueño después de hacer ejercicio o al emborracharnos, sospecho que el objetivo de esa somnolencia no es necesariamente que el cerebro descanse. Si se analiza este asunto de la somnolencia desde el punto de vista del consumo de enzimas, las conclusiones que se obtienen son bastante interesantes.

Comer, beber alcohol y hacer ejercicio provocan que el cuerpo consuma gran cantidad de enzimas. Cuando comemos, usamos enzimas para digerir y absorber los nutrientes. Cuanta más comida ingerimos, más enzimas gastamos. Mi opinión es que la somnolencia típica después de una comida copiosa se debe a que hemos consumido todas nuestras enzimas, mientras que después de una comida ligera no nos entra tanto sueño. Cuando tomamos alcohol, consumimos una buena cantidad de enzimas para descomponer el alcohol y desintoxicarnos. En mi opinión, el hecho de que algunos bebedores se duerman con facilidad se debe a que el individuo dispone de muy pocas enzimas para descomponer el alcohol y éstas se agotan con rapidez. También consumimos enzimas cuando hacemos ejercicio físico o mental, y ése es probablemente el motivo de que nos sintamos somnolientos después de hacer deporte o de una dura jornada de trabajo. En resumidas cuentas, el sueño se induce para recuperar las enzimas que ha perdido nuestro organismo.

Cuando dormimos, el sistema nervioso autónomo pasa de estar dominado por los nervios simpáticos a estarlo por los parasimpáticos, también conocidos como nervios del relax, porque se ponen en funcionamiento cuando estamos relajados. A medida que baja la temperatura corporal se reduce también el consumo de energía. Los seres vivos utilizamos enzimas en todo momento para llevar a cabo una serie de funciones. Se emplean tanto al mover las extremidades como al usar el cerebro. Por ejemplo, las estamos utilizando al leer este texto. Cuando el cerebro procesa lo que hemos leído, emplea enzimas, y cuando pensamos en lo que acabamos de leer, también emplea enzimas. Así pues, cuando cerramos los ojos disminuye el consumo de enzimas. Si cuando notamos mucho cansancio cerramos los ojos y nos tumbamos durante unos minutos, nos sentiremos descansados. Mi impresión es que eso se debe al hecho de que recuperamos enzimas. Durante el sueño, cuando yacemos inmóviles con los ojos cerrados, disminuye la frecuencia respiratoria y se reduce al mínimo el consumo de enzimas. Opino que uno de los motivos más importantes de que necesitemos dormir con regularidad es la necesidad de conservar y recuperar nuestras enzimas. Dormimos para contrarrestar el consumo de enzimas y, al mismo tiempo, para crear otras nuevas.

DORMIR NO ES SÓLO PARA QUE DESCANSE EL CEREBRO

Cuando digo que el cuerpo se recarga de enzimas mientras dormimos, puede entenderse que las enzimas se producen sólo durante las horas que pasamos durmiendo de noche. Pero la producción de enzimas no se limita al tiempo que estamos dormidos, sino que se generan en todo momento. Lo que ocurre es que si permanecemos despiertos y trabajando muchas horas, si ingerimos comida pesada o bebemos en exceso —procesos todos ellos en los que se consumen muchas enzimas—, la producción de enzimas será menor que el consumo que hagamos de ellas. No podemos vivir sin enzimas y por ello es necesario que reservemos un tiempo determinado en que el cuerpo pueda concentrarse en esa producción de enzimas. Para mí, es un papel crucial que desempeña el sueño.

Naturalmente, incluso mientras dormimos se consumirán algunas enzimas, ya que la actividad vital no cesa nunca. Además, nuestro estómago e intestinos, que están controlados por el sistema nervioso parasimpático, funcionan más activamente durante el sueño que cuando estamos despiertos. ¿Por qué nuestro cuerpo recupera enzimas mientras el estómago y los intestinos están activos?

¡He aquí el gran secreto!

El estómago y los intestinos son los responsables de nuestra salud y nuestra juventud. Por tanto, cuanto mejor y más saludables estén, más enzimas prodigiosas se producen. Esto se debe a los microorganismos que habitan en nuestro estómago e intestinos. Nuestro cuerpo está poblado por ingentes cantidades de microorganismos, la mayoría de los cuales no solo son beneficiosos, sino vitales para nuestra supervivencia. Cuando digo «poblado», puede pensarse que quiero decir que estos microorganismos son parásitos, pero la relación que se establece entre el cuerpo y estos microorganismos es de ayuda mutua o simbiótica. Sin la acción de estos microorganismos nuestro cuerpo no sería capaz de funcionar correctamente.

La cantidad de microorganismos del cuerpo fluctúa a diario en función del entorno y de sus necesidades, pero basta decir que un día cualquiera tenemos varios miles de millones de ellos viviendo en nuestro interior. Ésa es una cantidad astronómica si tenemos en cuenta que las células que componen nuestro cuerpo rondan los 60 000 millones. Las enzimas no sólo las producen las células, sino también algunos microorganismos que hacen posible nuestra actividad vital.

Algunas enzimas que son necesarias se producen a través de la comunicación entre determinados microorganismos del cuerpo y los genes de nuestras células. Estas células obtienen información acerca de cuándo deben producir enzimas, qué tipo de enzimas necesitamos y cuántas deben producirse. Esto lo hacen comunicándose con las bacterias que tenemos en los intestinos. En mi opinión, es más que probable que el medio por el que discurren dichas comunicaciones sean nuestros fluidos corporales. Por eso creo que la escasez de agua en el cuerpo deriva en la incapacidad de producir eficazmente las enzimas que necesitamos.

La causante del envejecimiento del cuerpo, más que la edad biológica, es la oxidación. Los antioxidantes más potentes son enzimas como la SOD catalasa. A la producción de esta enzima antioxidante en el interior de las células contribuyen bacterias,

sobre todo bacterias intestinales. Con una alimentación e hidratación adecuadas mejora el medio intestinal y las células están hidratadas, lo que propicia
una comunicación trilateral fluida entre enzimas,
células y microorganismos, entre los que se cuentan
las bacterias intestinales. Y no sólo eso, el beneficio
de tener un buen medio intestinal no se limita a un
incremento de la producción de enzimas, sino que
las enzimas producidas serán de superior calidad.

La recuperación de las enzimas del organismo durante el sueño no se ha ratificado todavía, pero creo
que pronto se demostrará científicamente mi hipótesis sobre la existencia de enzimas prodigiosas y su
recuperación durante el sueño. Hay mucha gente que
no cree nada hasta que queda demostrado científicamente, pero en lo que respecta a nuestra vida personal y nuestra salud, escuchar la voz del cuerpo es,
en mi opinión, lo más importante. Aprender a escuchar a tu cuerpo es la clave para gozar de buena salud.
Las hormonas del crecimiento, por ejemplo, se han
popularizado como método de rejuvenecimiento y se
sabe que son segregadas mientras dormimos. Antes
de que se llegase a este descubrimiento médico, la
gente decía que un niño que duerme mucho crece
bien. Obviamente, la gente conoce desde hace mucho
tiempo por experiencia práctica la relación que exis-

te entre dormir bien y crecimiento, aunque no se supiera nada sobre la secreción de hormonas del crecimiento durante el sueño.

Cuando dormimos poco durante unos días, se nos nota el cansancio en la piel. Es un indicador de que el descanso del cerebro no es el único propósito del sueño. El cuerpo nos está diciendo que no cumplimos los requisitos básicos necesarios para evitar la oxidación y el envejecimiento de nuestro cuerpo. Si queremos tener una piel joven, además de seguir una buena dieta y beber abundante agua, debemos dormir el tiempo suficiente para recuperar y revitalizar las enzimas de nuestro cuerpo.

LA SIESTA ES EL MEJOR HÁBITO PARA UN ANCIANO

En los últimos 30 años he adquirido el hábito de adormilarme después de comer. En una época estaba demasiado ocupado para dormir lo suficiente por las noches y un día, después de una mañana ajetreada, se me antojó echar una siesta justo después de comer. Cerré los ojos durante unos 15 o 20 minutos y me desperté encontrándome sorprendentemente recuperado.

Puede que dudes del efecto de sólo 20 minutos de sueño, pero te animo a probarlo. Acuéstate y relájate completamente. Una siestecita después de comer puede hacer que tu cuerpo se recupere.

Ahora, siempre que me noto cansado, me echo una siesta de 5 o 10 minutos. Pese a que mi agenda está repleta, tengo la energía suficiente para organizar y dar conferencias y disfrutar de la música y el deporte. Este vigor lo atribuyo a esos breves periodos de sueño. A medida que uno envejece, se hace cada vez más difícil dormir siete u ocho horas de un tirón. Se desconoce por qué, pero todo el mundo sabe que la gente mayor tiende a levantarse más por las noches para ir al baño o se despierta muy temprano por la mañana. Puede deberse a que se va reduciendo el ritmo de los periodos de predominio de los nervios simpáticos y los parasimpáticos. Si es el caso, puede ser de ayuda adquirir el hábito de cabecear un poco de vez en cuando para conservar la salud y la juventud.

La siguiente es una observación basada en mi experiencia. Cuando convertimos esas siestecitas en una costumbre, ese hábito queda almacenado en la memoria de las células como el ritmo personal de cada uno. Cuando ese ritmo personal se consolida, se incrementa el poder de recuperación de un cabeceo.

No son muchos los estadounidenses (ni los japoneses) que duermen la siesta. Pero en otras culturas es un hábito muy corriente, como ocurre en España. Esa costumbre está muy arraigada en aquellos países en los que sube mucho la temperatura después de mediodía y donde históricamente no se solía trabajar durante esas horas de calor. La sabiduría de la naturaleza nos está diciendo que trabajemos por la tarde o después de haber recuperado las enzimas de nuestro cuerpo. Desde un punto de vista médico, creo que la siesta es una costumbre excelente. Últimamente se ha dado el caso de empresas estadounidenses que la recomiendan durante media hora a sus empleados, puesto que se ha demostrado que eso ocasiona mayor eficacia y menor índice de accidentes laborales. El profesor James Marsh, psicólogo social de la Universidad de Cornell, ha bautizado a esta práctica como *power nap*. Este periodo de sueño no deberá exceder 30 minutos porque, si dormimos más, nos adentramos en un ciclo de sueño más profundo y después nos sentiremos amodorrados al despertar. Esa modorra es señal de que la siesta y el ciclo de sueño no están sincronizados.

Las siestas son muy eficaces para recuperar enzimas, por lo que yo recomiendo adquirir esa costumbre diaria para incrementar nuestro poder de recuperación de las enzimas.

LOS ALIMENTOS BUENOS PARA EL INTESTINO SON BUENOS PARA EL CEREBRO

Hace un tiempo, se creía en Japón que los ojos y las cabezas de pescado eran alimentos buenos para el cerebro porque contienen una gran cantidad de ADH (ácido docosahexaenoico). Varios estudios han dejado claro que el ADH del aceite de pescado es beneficioso para la salud, pero no es bueno comer nada más pescado. De hecho, es un error seguir una dieta que incluya sólo una clase de alimentos nutritivos. Cualquiera, por bueno que sea, será perjudicial para la salud si se toma de una manera desequilibrada. Si lo comparamos con otros alimentos de origen animal, como ternera, cerdo o pollo, el pescado es mucho mejor porque resulta más ligero para el estómago y los intestinos. Pero no es aconsejable consumir más de 15 por ciento de ningún alimento en una comida. Es importante seleccionar alimentos buenos para el cuerpo, pero es más importante todavía tener una alimentación equilibrada.

Hay muchas otras cosas, además del aceite de pescado, buenas para el cerebro. Entre otros alimentos se encuentra el pescado azul, como caballa y sardinas, productos de soja, verduras y hortalizas de colores y algas marinas, muy ricas en vitaminas y minerales. Entre los cereales, los más conocidos por sus beneficios son arroz y cebada. Todos estos productos son muy familiares para los japoneses, pues forman parte de su dieta desde tiempo atrás. El hecho de que se considere sana la dieta japonesa se debe a que incluye todos estos alimentos de un modo equilibrado.

Los intestinos procesan los nutrientes para el cerebro. Los alimentos se absorben en los intestinos y los nutrientes se envían desde allí a todo el cuerpo. Esta es una cuestión importante a la hora de considerar qué es bueno para el cerebro, porque aquellos alimentos que resultan perjudiciales para tus intestinos no pueden ser buenos para tu cerebro.

Después de pasar una breve temporada trabajando en cirugía endoscópica y colonoscópica, centré mi interés en qué alimentos podrían ser beneficiosos para el sistema gastrointestinal. Con el paso de los años, me he dado cuenta de que la comida buena para el estómago y los intestinos lo es también para el resto del cuerpo, que incluye, no hace falta decirlo, el cerebro. Es decir, que l bueno para los intestinos lo será para el cerebro. Por la misma regla de tres, lo que es malo para los intestinos daña el cerebro. Bebidas azucaradas, alcohol, tabaco y consumo excesivo de alimentos de origen animal, que causan efectos adversos en los intestinos, también son perjudiciales para el cerebro. El agua de buena calidad, decisiva para el buen flujo gastrointestinal, resulta esencial para el cerebro. Todas las partes de nuestro cuerpo están relacionadas. Básicamente, no hay ningún alimento sólo bueno para el cerebro o para los intestinos y el estómago. Cualquier cosa que represente una amenaza para determinada parte del cuerpo tendrá efectos negativos en el cuerpo entero, aunque el alcance de ese efecto puede variar de un órgano a otro.

LA CAFEÍNA AGOTA LOS RECURSOS DEL CEREBRO

En el capítulo 2 he hablado de los mecanismos que causan daños graves en el cerebro por el consumo de alcohol. La cafeína que hay en el café y el té también puede ocasionar daños importantes en el cerebro. Para empezar, la cafeína tiene propiedades diuréticas y, por lo tanto, su ingesta excesiva puede ocasionar deshidratación.

Los daños causados por la cafeína no se reducen a la deshidratación. El consumo excesivo de cafeína interfiere en la transmisión de información de nuestro organismo. Eso se debe a que la cafeína interfiere en el funcionamiento de la fosfodiesterasa, enzima que desempeña en nuestro cuerpo el papel de mensajero secundario en la transmisión de información. La fosfodiesterasa está implicada en los procesos de aprendizaje y memorización. En otras palabras, la cafeína hace que se agoten las enzimas que necesitamos para almacenar recursos de información en el cerebro.

Experimentos recientes han demostrado que la cafeína puede causar daños a las moléculas de la vista y la memoria. Tras conocer este descubrimiento, el doctor Batmanghekudj, pionero de la cura por agua, puso de relieve el peligro que conlleva la ingesta de café en pacientes con alzhéimer y en niños con problemas de aprendizaje. El grado de tolerancia al alcohol varía de un individuo a otro y, en consecuencia, hay mucha gente que no bebe alcohol, pero la mayoría de los adultos (y muchos niños) sí beben café o té de manera habitual. El efecto tóxico del café es muy conocido y por eso mucha gente opta por tomarlo descafeinado.

Casi todo mundo sabe que el café crea dependencia, pero lo que ya no se sabe tanto es que existe una dosis de café que puede ser letal. La mitad de la población adulta que pesa entre 50 y 60 kilos podría morir si consume de 10 a 12 gramos de cafeína de una sola vez. Una taza de café contiene unos 100 miligramos, o una décima parte de gramo, de cafeína, así que, por muchas tazas de café que se tomen en un plazo muy corto, no se llega uno a morir, aunque no se puede evitar que el cuerpo sufra ciertos daños.

Quienes beben café de manera habitual acaban por perder cierta sensibilidad a sus efectos estimulantes. Pero cuando yo, que apenas lo tomo, me bebo una taza de café, noto perfectamente que se produce un cambio en mi cuerpo. Experimento una subida de la tensión arterial y ocular y el ritmo cardiaco se me acelera y se vuelve irregular. Otros efectos conocidos del café son la estimulación del sistema nervioso central (inhibición del sueño, ansiedad, insomnio), debilitamiento muscular, hipersecreción de jugos gástricos (que aceleran la digestión e incrementan la irritación del estómago), subida del colesterol (LDL, TC) o peristaltismo intestinal aumentado (diarrea), por citar algunos.

Alcohol, café y tabaco son perjudiciales para el equilibrio homeostático del cerebro.

A medida que envejecemos, en muchas ocasiones sufrimos pérdida de memoria, como cuando intentamos decir una palabra y no nos sale o reaccionamos de manera más lenta a la hora de acceder a determinada información que sabemos. Esto implica un problema relacionado con la transmisión de información, probablemente causado por un déficit de enzimas en el cerebro.

Recomiendo moderación en el consumo de cafeína para que la vital enzima fosfodiesterasa del cerebro no se vea afectada.

¿Existe alguna bebida que facilite el funcionamiento del cerebro? Sí la hay: agua. El agua de buena calidad hidrata el cerebro, ayuda al funcionamiento de las enzimas y las activa.

Mucha gente toma café mientras trabaja. Mi consejo es remplazarlo por agua. Favorecerá el pensamiento y trabajará mejor.

EL ENVEJECIMIENTO EVIDENCIA UN DESCENSO DEL PODER DE LAS ENZIMAS

Cuando detectamos algún síntoma de envejecimiento, como arrugas, manchas o canas, podemos centrarnos en atender a estos síntomas: hacernos un tratamiento láser para eliminar las manchas, inyectarnos ácido hialurónico en las arrugas o teñirnos el pelo. Pero el envejecimiento no se limita a estos cambios perceptibles y, por supuesto, tratar estas señales visibles ejercerá muy poco efecto en el verdadero envejecimiento. El envejecimiento sigue avanzando en el interior de las células, y éste lo causa la oxidación. Por lo tanto, el mejor método antienvejecimiento es incrementar la potencia antioxidante de nuestro cuerpo, lo que significa aumentar la potencia de las enzimas de nuestro organismo para evitar la oxidación. Cuando vemos a alguien que nos parece joven y sano, es que las enzimas de su cuerpo están a pleno rendimiento.

Ya he señalado que es importante incrementar la cantidad de enzimas de nuestro organismo para estar sanos, y también qué hacer para evitar el derroche innecesario de enzimas. El poder de las enzimas no sólo lo determina su número. La calidad de estas enzimas y su grado de activación también constituyen factores decisivos. La expresión «pocos, pero selectos» se puede aplicar perfectamente a las enzimas. El consumo de enzimas de nuestro cuerpo se verá reducido al mínimo si tienen un grado de activación elevado. Por desgracia, la mayoría de la gente no aprovecha del todo el poder de sus enzimas. Son muchos los factores que obstaculizan la actividad de las enzimas. Para esa actividad son esenciales determinadas coenzimas, como las vitaminas y los minerales. Estas coenzimas son transportadas a las células por fluidos corporales como la sangre. Si los fluidos corporales no fluyen bien, se pone en riesgo el funcionamiento de las células. En casos extremos se puede producir incluso la muerte.

¿Cómo podemos mejorar nuestro flujo sanguíneo? La manera más eficaz de hacerlo es beber abundante agua. Una ingesta de agua insuficiente provoca que se agoten nuestros fluidos corporales, lo que espesa la sangre y perjudica su circulación. Conforme avanza la deshidratación, se recurre al agua almacenada en las células, lo que provoca que éstas se sequen y que, a su vez, se vean afectadas las funciones corporales que llevan a cabo. Cuando se suministra suficiente agua al cuerpo, su retención en la sangre permanece estable y mejora el flujo de los líquidos en el organismo. Quienes sufren de mala circulación o hinchazón tienden a reducir su ingesta de agua, pero deberían saber que tomar una cantidad suficiente de agua hará que les mejore la circulación sanguínea y les baje la hinchazón. Por eso beber alcohol y fumar son malos para la salud, porque ambos tienen efectos negativos sobre la circulación de la sangre. El alcohol provoca deshidratación y el tabaco es vasoconstrictor.

También sabemos que la mala circulación en el cuero cabelludo tiene que ver con el desarrollo del cabello canoso. Las canas se deben a la muerte de las células madre que producen melanocitos en las raíces de los pelos que tenemos en la cabeza. Es la mala circulación lo que ocasiona la muerte de estas células madre. Según los estudios publicados en 1996 por el doctor J. G. Mosley en la revista *British Medical Journal*, los fumadores presentan cuatro veces más posibilidades de encanecer prematuramente que los no fumadores.

Otro causante de la merma del poder de las enzimas es el descenso de la temperatura corporal. La temperatura ideal para nuestras enzimas oscila entre 37 y 40 °C. La temperatura de nuestro cuerpo la mantiene estable un centro regulador de la temperatura que, cuando enfermamos, provoca la fiebre a modo de señal de alarma.

El cuerpo intenta incrementar la potencia inmunitaria subiendo la temperatura para inducir a las enzimas a que trabajen con más intensidad. Una baja de un grado de la temperatura corporal puede reducir nuestro poder inmunitario en 35 por ciento. Esto se debe a la pérdida de actividad de las enzimas causada por la caída de temperatura corporal. Estudios recientes sugieren que las células cancerosas se vuelven más activas a una temperatura corporal de 35 °C. Cada vez hay más gente cuya temperatura corporal ronda esa cifra, sobre todo mujeres jóvenes. No parece que se le preste mucha atención a este hecho, pero con una temperatura tan baja nos volvemos más proclives a enfermar y se acelera nuestro envejecimiento.

Muchas personas se toman la temperatura cuando se encuentran mal o creen tener fiebre. Yo recomiendo tomarse la temperatura aun cuando no haya síntomas de enfermedad, para emprender medidas adecuadas y elevarla si está baja. La temperatura corporal se puede mejorar con la ayuda de una dieta equilibrada, durmiendo y descansando lo suficiente, respirando correctamente y practicando ejercicio moderado de manera habitual. Al envejecer, es posible que descienda el nivel de actividad. También puede que se coma menos. Al reducir la ingesta de comida, se debe poner especial atención en mantener el equilibrio nutricional. Hay que evitar por todos los medios dejarse llevar por el capricho y consumir comida basura en lugar de alimentos sanos. Una dieta equilibrada compuesta por alimentos de origen vegetal es la más recomendable. Quienes tienen dificultades para dormir deberían incluir la siesta en su ciclo diario para facilitar la recuperación de sus enzimas. La manera correcta de respirar es la respiración abdominal a través de la nariz. Cuando respiramos profundamente notamos que nuestra temperatura corporal se eleva, esto se debe a que la mayor oxigenación favorece el metabolismo. La respiración profunda a través de la boca provoca una mayor evaporación de los fluidos corporales, por lo que debe evitarse. En cuanto al ejercicio, es más recomendable seguir una rutina ligera que un programa duro y estricto para evitar el consumo excesivo de enzimas. Un paseo diario es lo ideal.

Otro recurso eficaz para activar las enzimas es la felicidad. ¡Sé feliz! Las enzimas se activan cuando una persona percibe amor y reconocimiento. Este tema lo trataré en el siguiente capítulo; pero, para resumir, deberíamos esmerarnos en tener una actitud mental positiva. Es cierto que el envejecimiento es el producto de la oxidación de las células, pero si nos limitamos a cuidar nuestro cuerpo, no seremos capaces de obtener juventud y buena salud a menos que seamos felices. Dado que el envejecimiento es en realidad un deterioro del poder de las enzimas para combatir la oxidación, el mejor método antienvejecimiento consiste en incrementar ese poder desde dentro, cuidando del cuerpo, de la mente y del espíritu.

SE VIVE MEJOR EN UN MEDIO AMBIENTE SANO

La salud de cada una de las células del organismo se
ve afectada por lo que ocurre en cualquier parte del
mismo. Nuestra salud se ve afectada de forma parecida por el entorno en que vivimos. La contaminación de aire, agua y tierra dará paso a la contaminación de nuestro cuerpo. Tratamos de protegernos de
los efectos nocivos de la contaminación medioambiental y para ello compramos aparatos que filtran
el aire y depuran el agua, pero estas soluciones son
como las inyecciones de ácido hialurónico para combatir las arrugas. No van a la raíz del problema. Soy
del parecer de que, para estar de verdad sanos, debemos empezar por limpiar nuestro entorno.

Y para hacerlo podemos empezar por limpiar la
tierra. Para que crezcan plantas sanas que den alimentos sanos es necesaria buena tierra. La contaminación del terreno implica contaminación de los
productos que crecen en él. También supone la contaminación del agua que bebemos, aunque esa agua
proceda de un manantial. El suelo es lo que purifica
el agua de lluvia y le añade los minerales necesarios.
Por lo tanto, la tierra es un purificador natural del

agua y, obviamente, una tierra contaminada contaminará el agua.

En un sentido amplio, es también la tierra la que limpia el aire. Los árboles que limpian el aire se nutren del terreno y el agua de lluvia elimina la suciedad del aire antes de que, a su vez, se purifique al filtrarse a través del suelo. Los animales se comen las plantas que crecen en esa tierra, a la que vuelven las heces de estos animales, donde se descomponen y se convierten en fertilizantes para esas mismas plantas.

La tierra está presente en los ciclos de los organismos vivos, del agua y del aire. Esos ciclos los hacen posibles las bacterias de la tierra. En la tierra hay muchos microorganismos, que son los que hacen posible el sistema cíclico de la tierra. No es una exageración decir que la Tierra es un planeta de microorganismos. La zona que habitan se extiende desde una altura de 10 000 metros por encima del suelo hasta una profundidad de varios miles de metros bajo tierra y de 10 000 metros bajo el océano. Hay microorganismos que viven en entornos demasiado inhóspitos para la supervivencia de otros seres vivos, así como en el interior de todos los animales y plantas en forma de parásitos o microbios simbióticos.

La verdad es que vivimos sumergidos en un mar de microorganismos. Y éstos ejercen un potente efecto en nuestra salud. De hecho, cuando el equilibrio de nuestras bacterias intestinales se ve alterado, sufrimos diarrea o estreñimiento. En el peor de los casos, incluso, la alteración del equilibrio de los microorganismos de nuestro cuerpo puede derivar en enfermedades de varios tipos. Lo mismo ocurre con la tierra. Si se altera el equilibrio de sus microorganismos, se ve afectado también su sistema de reciclaje. La contaminación medioambiental es una contaminación de los vitales microorganismos que hay en la tierra.

El progreso de la civilización ha traído consigo grandes avances en la medicina. Pero, a la vez, cada día hay más gente que padece enfermedades incurables o raras. En 1973 había unas 10 000 personas afectadas por lo que se llaman enfermedades sin tratamiento o raras. El mismo estudio de 2003 reveló que eran medio millón ya las personas afectadas por esas enfermedades, un abrumador incremento de 500 por ciento.

Son muchas las causas medioambientales que han dado pie a ese aumento. Me temo que la contaminación medioambiental tóxica, incluida la de los microorganismos, es la responsable de ese repentino incremento. Y nosotros somos los responsables de alterar el equilibrio de los microorganismos de la

Tierra. Deberíamos replantearnos el uso de plaguicidas y fertilizantes químicos en la agricultura, verter agua contaminada al océano y almacenamiento subterráneo de los residuos que filtran contaminantes a los acuíferos que nos abastecen de agua potable.

Hemos aprendido mucho de la naturaleza, pero hay todavía muchas cosas que no comprendemos. Es arrogante pensar que la ciencia que ya dominamos puede solventar todos nuestros problemas. Deberíamos tener más respeto por el orden natural de las cosas y valorar y tener más en cuenta a los microorganismos.

CONVIVIR CON MICROORGANISMOS INCREMENTA EL PODER DE NUESTRAS ENZIMAS

Los microorganismos tienen un ciclo de vida muy corto y son sensibles a cualquier cambio ambiental o estímulo externo. El SARM (*Staphylococcus aureus* resistente a la meticilina), por ejemplo, es un hongo con propiedades de resistencia a los antibióticos que ha evolucionado a partir de la repetida exposición a los antibióticos del *Staphylococcus aureus*. En otras palabras, es un hongo-monstruo creado accidentalmente por los humanos al alterar con antibióticos el equilibrio natural de los microorganismos. Para obtener beneficios a corto plazo, usamos sin cesar plaguicidas, fertilizantes y antibióticos dañinos para el medio ambiente, tóxicos para la tierra y agresivos con los microorganismos. Y la tierra y los microorganismos con los que convivimos cambian para adaptarse a esas alteraciones. Se desconocen todavía los efectos de esas bacterias evolucionadas en el cuerpo humano, pero existe el riesgo de que se cree un hongo-monstruo aún peor que el SARM. El hecho de que hayan aumentado las enfermedades raras o incurables puede atribuirse en parte a los cambios que experimentan los hongos. Para reducir al mínimo estas amenazas, es necesario que concibamos maneras de procesar las sustancias contaminadas y descomponer las toxinas que estén en consonancia con las leyes de la naturaleza.

Pensemos en cómo descompone la naturaleza las toxinas. El proceso es parecido al que emplea nuestro organismo para hacerlo. En el cuerpo, las enzimas descomponen las toxinas para obtener sustancias que dejan de ser tóxicas. En la tierra, diversas bacterias cumplen esa misma función. En muchos casos, la desintoxicación del suelo no la lleva a cabo un solo microorganismo, sino la potencia que genera la colaboración de múltiples microorganismos.

Los investigadores han reconocido recientemente el potencial que tiene usar una coalición de distintos microorganismos para crear productos «ecológicos» inocuos para el cuerpo humano y para el medio ambiente. Estos productos se crean mediante el cultivo de cientos de bacterias útiles. Mediante la potencia de esos microorganismos se elaboran productos que tienen diversas aplicaciones. Pueden emplearse para mejorar la calidad del suelo y también para descomponer y eliminar diversos contaminantes. En la actualidad, las aguas residuales domésticas e industriales van canalizadas hasta plantas de tratamiento donde se procesan mediante microorganismos. Después de añadirle cloro para desinfectarla, el agua es devuelta a la naturaleza. Si esa agua residual contiene mucha concentración de productos químicos, como detergentes, puede aniquilar a los microorganismos empleados para tratarla, lo que echará a perder el procedimiento. Los nuevos productos creados a partir de microorganismos complejos podrían llevar a cabo con mayor eficacia los procesos de desintoxicación y purificación del agua en las plantas de procesamiento.

Acostumbramos a valorar las cosas por la utilidad que tienen para nosotros. Por ejemplo, clasificamos las bacterias intestinales en buenas y malas, y después tratamos de librarnos de las «bacterias malas». Pero en realidad las bacterias malas también son indispensables para el correcto funcionamiento de nuestro cuerpo. Una cantidad excesiva de bacterias malas no es conveniente, pero su existencia es necesaria para mantener un equilibrio adecuado en los intestinos. Del mismo modo, a los insectos que nos parecen inútiles los consideramos plagas y a las plantas no comestibles las llamamos malas hierbas. Esta manera de pensar tan egocéntrica nos impide ver las ventajas que tiene estar en armonía con la naturaleza y convivir con los microorganismos.

Muchos microorganismos participan en el mantenimiento de la salud del cuerpo humano. Algunos hongos, por ejemplo, residen en nuestro organismo. Entran en él con la comida que ingerimos o el aire que inhalamos. En nuestro interior coexisten varios tipos de hongos y apenas hemos empezado a identificarlos y a saber cuál produce determinada enzima que contribuye a mejorar nuestra salud. Las sociedades desarrolladas se caracterizan por una higiene meticulosa. Es una buena cualidad, pero, paradójicamente, esterilizarlo todo es perjudicial para la salud. El exceso de asepsia ocasiona la muerte de hongos que el cuerpo necesita. Es importante que nos dotemos de un entorno en que podamos aprovechar el poder de los microorganismos y también que dejemos que los que habitan en nuestro cuerpo cumplan su función.

POR QUÉ LOS PIANISTAS VIVEN MÁS AÑOS

De todos es conocido el refrán que dice: «En casa del herrero, azadón de palo». Pues bien, cuando miro a mi alrededor, veo a bastantes médicos que enferman a edad temprana o se preocupan demasiado por su jubilación y envejecen de manera repentina. Podría argumentarse que la labor de los médicos es dura, tanto física como mentalmente, y que, en consecuencia, es posible que su consumo de enzimas sea mayor que el de otras personas.

Hay determinados profesionales que disfrutan de una carrera más larga y activa que el promedio, y además viven muchos años. De estas profesiones, la más reseñable es la de los músicos. Los directores, pianistas y violinistas mundialmente famosos llevan una vida muy ajetreada con sus conciertos por todo el planeta, pero aun así muchos se conservan jóvenes a pesar de su avanzada edad.

¿Por qué hay tantos músicos longevos? Hay quien dice: «Porque usan sus dedos». Es cierto que utilizar los dedos estimula el cerebro, lo que activa las enzimas cerebrales. Pero dudo que sea esa la única razón de su longevidad. Si el uso de los dedos fuese el causante, los mecanógrafos, los programadores informáticos y otros profesionales que también emplean los dedos vivirían muchos años. De entre los profesionales de la medicina, a los cirujanos se les exige tener mucha delicadeza con las manos, pero no por eso son especialmente longevos, por norma general.

¿Por qué los músicos viven más? Mi teoría es que la mente es clave para la música. Los músicos emplean los dedos cuando disfrutan del vibrante sonido al interpretar su música favorita y esa alegría hace que la activación de las enzimas se multiplique de manera exponencial. Yo soy aficionado a tocar la flauta y otros instrumentos y sé que hacerlo es una manera estupenda de generar un estado de felicidad y aliviar el estrés. Disfruto mucho al interpretar una melodía y cuando, después de mucho practicar, suena bien, me siento inundado de felicidad. Mi vida profesional me tiene muy ocupado y no puedo dedicarle tiempo hasta bien entrada la noche, cuando me encuentro cansado y somnoliento. Pero cuando empiezo a tocar la flauta me relajo y me lleno de alegría. Cuando me voy a la cama después de haber practicado una hora, por la mañana me levanto refrescado, probablemente debido al incremento del poder de mis enzimas. Cuando el cansancio me lleva a acostarme directamente y a saltarme ese rato de práctica, por la mañana no me levanto con la misma sensación de frescura.

En la medicina moderna se tiende a considerar cuerpo y mente como entidades independientes, pero no podemos tratarlas por separado. Por muchos beneficios que te reporte determinada práctica dirigida a tu cuerpo, no podrás lograr un poder pleno de tus enzimas si tienes una actitud mental negativa. Es importante vivir la vida desde el corazón. Esto no se refiere únicamente a la práctica de música. Lo mismo puede aplicarse a las comidas y al ejercicio que hagamos. Hay que disfrutar de alimentos que sean buenos para el cuerpo y también de un ejercicio que lo fortalezca. Cuando disfrutas y valoras un alimento, los microorganismos y las células de tu cuerpo también lo valoran, lo que eleva el poder de tus enzimas. Si te ejercitas con gusto, los efectos beneficiosos en tu cuerpo se verán multiplicados. Es decir, la mejor manera de incrementar el poder de las enzimas es disfrutar de actividades que sean buenas para la salud.

CAPÍTULO 4

MENTE JOVEN, CUERPO JOVEN

LA VISITA DE UN JEFE MAFIOSO A LOS DOS DÍAS
DE EMPEZAR A TRABAJAR

Al día siguiente de haber abierto mi clínica en Nueva York, en febrero de 1972, recibí a un paciente, el vigésimo segundo que recibía en mi carrera como médico. Aquel hombre era de Filadelfia y vestía todo de negro. Lo acompañaban su mujer y diez tipos enormes y musculosos, también vestidos de negro. Me pareció estar en medio de una escena de *El padrino*.

La presencia de diez hombres de negro en mi pequeña sala de espera era demasiado, así que les pedí que esperasen fuera. Hice pasar a aquel hombre y a su mujer al consultorio. Cuando le pregunté al tipo qué le pasaba, me contestó sin vacilar: «Mientras cumplía condena en la cárcel, tuve varios episodios de sangrado rectal. Sangré mucho y cada vez me tu-

vieron que hacer una transfusión de cinco o seis uni-
dades de sangre». Una unidad contiene 500 mililitros
de sangre, así que le habían puesto de dos litros y medio a tres de sangre cada vez que tuvo un episodio
de aquellos.

Ésa es una cantidad considerable de sangre.

Y siguió contando: «Me examinaron en un hospital
universitario y me dijeron que tenía diverticulitis agu-
da en los intestinos, pero no supieron decirme qué
divertículo era el que ocasionaba el sangrado, así
que me tenían que extirpar el intestino entero. Pero
no me quedé convencido de que eso fuese necesario.
Luego oí hablar de usted. Por lo que sé, usted puede
mirar el interior del intestino sin necesidad de cirugía
abdominal. ¿Podría hacerlo y averiguar por dónde
sangro?»

En julio de 1968 desarrollé la primera técnica de
extirpación de pólipos sin tener que hacer incisión
abdominal, para la que empleé un lazo de cable co-
nectado a un colonoscopio. Desde entonces, he enseñado a muchos facultativos que querían aprender
a usar esta técnica, que exige un grado de destreza
muy alto. Los intestinos afectados por diverticulitis
son rígidos y estrechos, y muchas veces presentan
adherencias, lo que dificulta aún más llevar a cabo
un examen completo del intestino. Existe un grave

riesgo de perforación. A principios de 1972 yo era todavía el único cirujano de todo el país que dominaba esa técnica y por eso aquel mafioso había venido desde Filadelfia a que lo viese.

En mi oficina hubo quien me sugirió que rechazara su solicitud con alguna excusa, porque se trataba de un malhechor y las cosas podían ponerse feas. Cuando me convertí en médico, me hice el firme propósito de tratar a cualquier paciente, así que acepté su petición, aunque debo admitir que con cierto temor. Al cabo de unos días, examiné sus intestinos con el colonoscopio y lo que vi me dejó atónito. Me había dicho que tenía diverticulitis, pero el estado de sus intestinos era mucho peor de lo que esperaba. Tenía multitud de divertículos desperdigados por el sigmoideo, el colon ascendente y el descendente e incluso en el ciego. En esas circunstancias debe extirparse la mayor parte del colon a menos que se identifiquen y se extirpen los puntos de sangrado. Gracias a un examen sumamente meticuloso, pude encontrar un resto de sangrado en un punto situado más o menos a un metro del ano. Le informé que había localizado el origen del sangrado y le recomendé cirugía abdominal para extirparle unos 30 centímetros de la zona del colon que sangraba. También le hice entender que no podía evitarse cierto daño físico, pero comparándolo con la opción de que le quitasen el colon entero, la extirpación parcial era una alternativa mucho mejor. No tomó ninguna decisión en el momento y me dijo que volvería al día siguiente.

TRES DESEOS QUE SALIERON TORCIDOS

Yo tenía 36 años. Gozaba de reconocimiento en el campo de la medicina por mi habilidad en la polipectomía colonoscópica, pero acababa de empezar a ejercer y aquel paciente era un jefe mafioso muy conocido en Estados Unidos. Me pareció que la operación debía llevarla a cabo un médico más experimentado en ese campo y, por lo tanto, preparé esa recomendación para la reunión del día siguiente con el paciente.

Cuando nos reunimos, el mafioso me dijo: «Mi mujer y yo queremos que me opere usted». Me quedé de piedra y le espeté: «En Nueva York hay muchos cirujanos reconocidos por su habilidad en este tipo de intervenciones. Debería pedírselo a esos médicos». Su respuesta fue: «Nos hemos informado sobre usted, doctor Shinya. Hemos sabido que ya ha operado como médico residente para su supervisor médico y tiene reputación de cirujano habilidoso con las manos». Así que, a poco de haber abierto mi consultorio, tuve que operar a aquel capo de la mafia. El hombre tenía 65 años y la operación no iba a resultar fácil. Pero, por suerte, la intervención salió bien y el paciente se recuperó satisfactoriamente.

Pese a mi juventud, él confió en mí y siguió diligentemente mis indicaciones sobre los cuidados pos operatorios. Llegamos a hablar de muchos temas durante mis visitas para examinarlo y poco después de salir del hospital empezó a invitarme a cenar a su casa. Resultó ser un anfitrión encantador, de modales refinados y buen sentido del humor. Hablamos sobre mi futuro y mi sueño de contribuir a la salud y a la medicina. Me dijo que me ayudaría.

Alrededor de un año más tarde, mientras cenábamos, me dijo: «Me ha salvado la vida. Estoy recuperado del todo. He decidido delegar todo mi trabajo en mi hijo y empezar una segunda vida de tranquilidad con mi mujer. También he decidido subir al banquillo de los acusados, algo que la policía lleva tiempo pidiéndome que haga, para ponerme en paz con mi pasado. Eso se lo debo a usted».

Me sentí muy complacido. Un paciente del que me había encargado se preocupaba ahora por su cuerpo y quería emprender mejoras parecidas en las demás facetas de su vida. Prosiguió diciendo: «Quisiera hacerle un regalo como muestra de mi aprecio. Si pudiese pedir tres deseos, ¿qué pediría?». Estábamos cenando y decidí seguirle la corriente por pura diversión.

Le dije: «Un diamante de diez quilates, cuarenta hectáreas de terreno en Florida y... No se me ocurre un tercero. Ya pensaré en algo para la próxima vez que nos veamos», y nos echamos a reír.

Por desgracia, nunca volvimos a reunirnos. Poco después de aquella conversación leí en el periódico que le habían disparado delante de su casa, en Filadelfia, y había muerto. Lo del regalo de cuarenta hectáreas y un diamante había sido una simpática fantasía durante una cena, pero lo que me dio aquel paciente fue algo mucho más valioso. La confianza que puso en mí al principio de mi carrera me dio el valor que necesitaba para desarrollar y practicar mis habilidades. A mi clínica acudió mucha gente que le había oído hablar de mí. Es una verdadera lástima que muriese al poco tiempo de haber recuperado la salud y la vida, pero estoy convencido de que al final encontró la paz.

HAY QUIEN CIERRA LA MENTE Y HAY QUIEN ABRE LA BOCA

Una mujer acudió a mi clínica hace varios años. Tenía 42 años y me dijo que era doctora y estaba especializada en medicina interna y nutrición. Vestía bien, pero parecía mayor de lo que era. Se mantuvo distante, sin el menor atisbo de una sonrisa. Le habían diagnosticado un cáncer de mama inoperable y vino a verme para que le examinase el colon, además para que le recetase los suplementos que creyese convenientes.

A menudo, las mujeres diagnosticadas de cáncer de mama y los hombres diagnosticados de cáncer de próstata tienen los intestinos en mal estado. En algunos casos, incluso han desarrollado cáncer de colon además del otro cáncer. Esta paciente sabía que yo llevaba tiempo recomendando hacerse exámenes de colon preventivos. Al examinarle el colon, vi que lo tenía rígido, estrecho y presentaba membranas mucosas secas y de color oscuro. Aunque rígido, con espasmos y en mal estado, su colon todavía no presentaba señales de cáncer. Pese a ello, me preocupaba que su estado pudiese empeorar si no se hacía nada.

Por mi experiencia, sé que un colon en ese estado se debe a una dieta que incluye una cuantiosa ingesta de productos lácteos bajos en grasas, como el queso fresco. Sospeché que su dieta entraba en aquella categoría y le pregunté al respecto, algo que les pregunto a todos mis pacientes. De repente, se molestó.

«No soy una paciente cualquiera. No tengo por qué contarle cuáles son mis hábitos alimenticios. Le aseguro que he estudiado la nutrición mucho más a fondo que usted.»

Aquel enfado súbito me sorprendió. Me disculpé y le dije: «Lo lamento, pero tengo por costumbre elaborar un historial dietético de todos mis pacientes. Me ayuda a comprender la relación entre la dieta y el estado de los intestinos.» Volví a pedirle que contribuyese a mi estudio. No me respondió. Cogió las recetas que le había hecho y se marchó sin siquiera esbozar una sonrisa. No volvió a aparecer por la clínica. Probablemente, se culpaba por haber enfermado pese a su formación en medicina. Creo que murió no mucho después. Si hubiese sido consciente de la necesidad de cambiar su dieta y su modo de vida, tal vez su manera de enfrentarse al cáncer hubiese sido bastante diferente. Es una lástima, pero no se puede curar a una persona de mente cerrada, por muy doctora en medicina que sea.

Para vencer una enfermedad es imprescindible tener la mente abierta. Nadie puede hacerlo por nosotros. Es cosa de cada uno ser de mente abierta y querer cambiar. Mi manera de abordar al paciente fue idéntica en el caso del mafioso que abrió su mente y en el de la doctora que la tenía cerrada. Lo que los diferenciaba fue su voluntad de ver únicamente lo que ya creían.

DIAGNOSTICAR MEDIANTE UNA ENTREVISTA FAVORECE LA RECUPERACIÓN Y LA INMUNIDAD

Recibo a muchos pacientes enviados por otros médicos y también por antiguos pacientes míos. No se encuentran demasiado bien y quieren saber si les pasa algo malo. Cuando detecto un problema grave como el cáncer, siempre les pregunto: «¿Cuál cree que es la causa del problema?» Puede parecer raro que un médico le pregunte a su paciente por la causa de su enfermedad, pero es una pregunta muy importante que el paciente debe hacerse a sí mismo a la hora de enfrentarse a su dolencia. Quienes sospechan que su enfermedad deriva de fumar, del alcohol, de llevar un ritmo de vida irregular o de agotamiento debido al trabajo suelen ser relativamente sinceros y hablan de estas cosas.

«Bebía todos los días.»

«No consigo dejar de fumar.»

«He tenido una carga de trabajo tremenda estos últimos años. El trabajo me ha dejado exhausto.»

Quienes creen que sus problemas físicos son causados por problemas mentales o emocionales no suelen comentarlo. Se muestran reacios a hablar con un tercero, como es mi caso, sobre estos asuntos tan privados. Yo trato de ayudarlos y les digo: «Puedes hablar de lo que quieras. En cuanto hayas sacado lo que tienes en la mente, te encontrarás mejor.» Les propongo dedicar el tiempo que haga falta para escucharlos. «Trata de hablar de ello, por favor», les digo para animarlos. La confianza mutua es importante para la relación entre médico y paciente, y para lograr esa confianza ambos deben mantener la mente abierta.

Intento hablar con mis pacientes de diversos temas. Muchos de ellos llevan bastantes años acudiendo periódicamente a mi clínica para revisiones rutinarias. No me gusta terminar una exploración diciendo: «No he encontrado ningún pólipo ni cáncer. Muchas gracias. Puede volver dentro de dos años.» Soy de la opinión de que la labor de un médico no se limita a hacer un examen físico. El examen físico es sólo 50 por ciento, y el 50 por ciento restante consiste en prestar atención al estado mental del paciente a través de la conversación. Eso es porque sé que la mente tiene una enorme influencia en el cuerpo.

Siempre explico el resultado de mis exploraciones. Limitarte a informar de que no encontraste pólipos ni cáncer no te hace entrar en la mente del paciente. Después de examinarle el colon, le explico el estado del mismo, si está mejor o peor respecto a la anterior exploración y, si me parece conveniente, le pregunto qué ha hecho para mejorar su dieta y su salud. Luego lo felicito por los esfuerzos realizados.

Si veo que ha empeorado, le pregunto qué puede haber causado ese empeoramiento. Le digo, por ejemplo: «Al examinarte ahora el colon, lo he encontrado un tanto seco. También te veo la piel de la cara algo reseca. ¿Cuánta agua bebes al día? ¿Has tenido un poco más alta la presión últimamente? Si no bebes suficiente agua, te sube la presión arterial. Deberías beber tal o cual cantidad de agua», y le muestro lo que debe hacer. Si no encuentro ninguna causa física que explique las quejas del paciente, le pregunto si ha ocurrido algún cambio en su vida. Si es amante del golf, por ejemplo, le hablo de los hoyos que he jugado hace poco en algún campo para que se sienta cómodo y me hable de sí mismo. Con esa manera de tratar al paciente, hasta el más tímido o celoso de su intimidad suele empezar a abrirse después de unas cuantas visitas y comienza a hablar y a sonreír. Me resulta más fácil tratar a un paciente con la mente abierta, y los efectos del tratamiento se ven antes.

Opino que una mente que confía en otros y comparte con ellos propicia la activación de las enzimas y, en consecuencia, el poder inmunitario de esa persona se ve incrementado.

UN MÉDICO NUNCA DEBERÍA DECIRLE AL PACIENTE CUÁNTO LE QUEDA DE VIDA

Por muy grave que sea lo que descubro en una exploración, nunca miento a mis pacientes. A veces, los familiares me piden que no le cuente al paciente el problema. En esos casos, intento convencerlos de lo importante que es decir la verdad. Puede sonar raro, pero los pacientes que tienen enfermedades graves, como cáncer, y aceptan la realidad, incluida la posibilidad de morir, muchas veces se curan. Es crucial aceptar la enfermedad y, al mismo tiempo, no desesperarse por ella. El motivo de que les pregunte a mis pacientes por la causa de su dolencia es porque quiero ayudarlos a entender y aceptar su enfermedad.

Después de escuchar mi diagnóstico, algunos me preguntan cuánto tiempo les queda. Siempre les contesto la verdad: «No lo sé.» Todos hemos visto alguna escena en la televisión en la que un médico le dice a su paciente que le quedan tres meses de vida, pero a mí me parece que eso es un error. Mi respuesta suele ser: «Tu vida es un regalo de Dios. Me estás preguntando cuándo te va a llamar Dios y eso no puedo saberlo.»

Les digo la verdad a mis pacientes porque pienso que puede ayudarlos a vivir mejor. Es muy distinto que decirles que no les queda mucho tiempo de vida, porque en ese caso el paciente aceptará su muerte en lugar de aceptar su vida. La diferencia es enorme. Cuanto mayor sea la confianza entre el paciente y su médico, más le afectará al paciente lo que le diga el médico. A la gente suele impresionarle que un médico acierte en su predicción sobre la vida de un paciente, pero eso también puede deberse a la autosugestión por parte del propio paciente después de haber escuchado lo que le ha dicho el médico.

Todo el mundo muere en algún momento. El hecho de enfermar puede deberse a haber optado por hábitos de vida que descuidan el cuidado del cuerpo, pero cuando uno enferma es más importante aceptar la realidad de la situación y vivir plenamente lo que le queda de vida que lamentarse por las opciones y las decisiones del pasado. El señor B, el mafioso del que he hablado antes, afrontó su enfermedad y recobró la salud, pero perdió la vida por un disparo. Pese a ello, había cuidado de su cuerpo y optado por dar un nuevo rumbo a su vida. En mi opinión, eso fue para él verdaderamente significativo y redentor.

EL PODER DE LA MENTE ES ILIMITADO

Por lo general, cuando hablamos de fortaleza física, nos referimos a la resistencia o al vigor. No obstante, yo creo que la fuente de la fortaleza física está en el poder de las enzimas. Cuando se reduce su poder, se reduce también la fortaleza física, y cuando recuperas el poder de las enzimas, recuperas la fortaleza física. No puedo evitar creer que existe un «poder de la mente y el corazón» comparable con la potencia física, y ambos son cruciales para la vida.

El poder de la mente y el corazón es el poder fundamental que nos hace humanos. A veces se lo denomina simplemente «corazón» o «voluntad» e implica una fuerza mucho más profunda que el simple intelecto. Mi prolongada experiencia me ha enseñado que mi mente/corazón/voluntad tiene un poder ilimitado. Me hice doctor en medicina porque mi mente y mi corazón querían que fuese médico. Escribo libros porque, desde mi mente y mi corazón, quiero transmitir cosas importantes a cuantas personas pueda.

En el primer capítulo he dicho que quienes tienen apariencia joven son aquellos que quieren permanecer jóvenes. Ése es un ejemplo del poder de la mente y el corazón, un poder que podemos generar independientemente de cuál sea nuestro estado físico. Cuando tienes las cosas claras y vas en pos de determinado objetivo, puedes ejercer tu poder de la mente y el corazón al instante. Ese poder, insisto, no tiene nada que ver con el poder mental o intelecto. Podemos cultivar la fuerza física o el intelecto por nuestra cuenta. Podemos desarrollar la potencia física haciendo ejercicios de manera disciplinada. Podemos incrementar nuestro poder mental a través de la meditación y la concentración espiritual o persiguiendo nuestros objetivos a través del estudio y el trabajo.

Sin embargo, el poder de la mente y el corazón no podemos obtenerlo por nuestra cuenta, porque es el poder del amor, que crecerá si abrimos nuestra mente y damos amor a quienes nos rodean.

Cuando nos movemos por amor, nuestro deseo de parecer jóvenes no tiene nada de egoísta. Una persona que viviese en una isla desierta no se preocuparía de su apariencia. Para mí es importante tener aspecto de juventud para ganarme la confianza que debe caracterizar a un médico que quiere enseñar medicina preventiva a los demás. Las actrices y los jefes de Estado quieren aparentar juventud porque desean parecer atractivos y llenos de vitalidad a ojos de su público.

El poder de la mente y el corazón sólo se genera a partir del deseo de ayudar a otros, de conectar con otros de todo corazón. Cuando un niño dice «Abuela, mejórate», cuando un padre dice «Creo en ti» o cuando tu pareja te dice «Te quiero»..., creo que todos hemos vivido alguna experiencia en la que alguien nos ha mostrado su amor y ha incrementado nuestro poder de la mente y el corazón, haciendo que desaparezcan todo temor y fatiga. Una chica enamorada resplandece de manera visible cuando su amor es correspondido. Creo que eso se debe al poder de la mente y el corazón. Un hombre mayor se casa con una mujer joven y rejuvenece debido a su potente deseo de permanecer joven para su nueva esposa.

Se han dado casos en los que un hombre se ha recuperado milagrosamente de un estado físico deshauciado. En esos casos, siempre tiene el amor de alguien cercano, así como su propio amor por quienes lo rodean, que hacen crecer el poder de su mente y su corazón. Es probable que sus enzimas se vean vigorizadas por el poder de la mente y el corazón y que los poderes de recuperación y curación de su cuerpo funcionen a su máxima potencia. Ese poder de curación y esa fuerza de recuperación son mucho más potentes que cualquier intervención física o cualquier medicamento. ¿A cuántas personas conocidas puedes dar tu amor? Cuantas más sean, más fuerte será el poder de la mente y el corazón que generes. Si tienes poca gente a quien amar, o no tienes a nadie, eso significa que no has abierto tu corazón y tu mente a las personas que te rodean. Te recomiendo que lo hagas y que sonrías y hables con las personas que amas.

LOS JUBILADOS QUE VIVEN CON ACTITUD POSITIVA REJUVENECEN

A mis 70 años, dedico bastante tiempo a la cocina cuando quiero agasajar a mis amigos o ayudar en casa a mi familia. La primera vez que trabajé en una cocina fue el año en que entré en la escuela primaria. Al ver que mi madre, una mujer de constitución débil, se levantaba temprano cada día para preparar el almuerzo que se llevaban sus hijos, decidí ayudarla y me puse a cocinar arroz por las mañanas.

Ahora es fácil cocerlo si se tiene un hervidor de arroz. No hay más que lavarlo, ponerlo en el recipiente, añadir agua según las instrucciones y darle al botón de puesta en marcha del hervidor. Pero en aquellos tiempos no los había, ni siquiera teníamos cocina de gas. Debía recoger leña y cocerlo en una cacerola. Por supuesto, había que estar pendiente del fuego para regular el calor. Aquella era una tarea nueva para un niño de mi edad y al principio me costó mucho hacerlo bien. Mi madre nunca me reprendía cuando me equivocaba y me enseñó a evitar el olor a quemado mediante el carbón. Cuando no había agua suficiente, aprendí que había que verter una tacita de vino de arroz para que quedase esponjoso.

Creo que le debo a mi madre mi interés por la comida y el hecho de que disfrute cocinando, así como mi conciencia de lo importante que es la alimentación. Seguí cociendo el arroz cada mañana hasta los 10 años. Mi madre estaba muy contenta y yo me sentía feliz por que se reconociese mi intención de ayudar. El esfuerzo que hacía para ayudar a mi madre se veía recompensado con mi propia felicidad.

Dar amor a quienes te rodean tiene un efecto tera-péutico no sólo para ellos, sino para ti mismo.

Mi madre me solía decir: «Cuando crezcas, conviér-tete en un buen médico como el doctor Hideyo No-guchi.» El deseo de cumplir las expectativas de mi madre sigue siendo una fuerte motivación para mi labor de aportar salud a todas las personas que puedo. Dicen que es importante fijarse una meta para enriquecer nuestra vida, y yo estoy de acuerdo. Des-de mi infancia, mi meta fue convertirme en un buen médico que curase las enfermedades. Logré mi obje-tivo de ser médico y cada día aprendo más acerca de cómo ayudar a que el cuerpo esté bien y a curar sus enfermedades. Mi profunda motivación se basa en el amor y en cumplir las expectativas que mi madre puso en mí.

Hay muchos tipos de motivación. Para algunos es el dinero, el estatus, la responsabilidad o incluso la indignación. No obstante, una motivación mucho más potente es el amor eterno. Por ejemplo, puede ocurrir que el presidente de un país envejezca rápi-damente después de haberse retirado porque ya con-siguió su objetivo y perdió su motivación. Su deter-minación por llegar a presidente y por desempeñar un papel importante en su cargo una vez elegido son sus motivaciones y lo que da propósito a su vida.

Cuando ya ha cumplido su mandato y conseguido su objetivo, esa determinación desaparece.

Por ese mismo motivo, muchos trabajadores envejecen de manera repentina después de jubilarse. Si en lugar del afán de llegar a ser presidente o de realizarse profesionalmente, su motivación hubiese sido el amor a los demás y tratar de que mucha gente viviese mejor, entonces el ex presidente o el trabajador jubilado seguirían sirviendo activamente a los demás en la medida de sus posibilidades. Un buen ejemplo de ello es la figura de Jimmy Carter, que recibió un Premio Nobel por su labor durante las dos décadas que siguieron al terminar su cargo de presidente del país. Cuando nos retiramos, no deberíamos tomarlo de manera negativa, ni siquiera cuando nos han echado del cargo a través de una votación, como le ocurrió a Jimmy Carter. Deberíamos afrontar la jubilación con buenos ojos y pensar que ha llegado el momento de empezar una nueva vida dedicada a la familia, a nosotros mismos y a los demás. De ese modo, no sólo no envejeceremos de manera súbita, sino que incluso podemos rejuvenecer.

SI ESTÁS ENAMORADO, EL SEXO ES EL MEJOR SECRETO
PARA REJUVENECER

Los japoneses, como también algunos estadounidenses, tienden a considerar el sexo como tema tabú, pero yo pienso que es importante disfrutar del sexo porque es un acto de máxima compasión. Creo que la belleza de la expresión «hacer el amor» está en que muestra la importancia que tiene el sexo para una vida feliz.

Me parece incomprensible que a tanta gente le cause vergüenza el acto sexual. La disminución de las relaciones sexuales que las parejas sufren a los pocos años de casarse se está convirtiendo estos días en un verdadero problema social en Japón. Creo que la actitud negativa hacia el sexo puede tener algo que ver con esa tendencia.

Uno de los mayores valores del ser humano es la felicidad, y el sexo es muy importante para aportarnos felicidad personal. El valor del sexo entre dos personas no está únicamente en la procreación. El sexo es un acto de máxima consideración hacia la pareja. La edad no es ningún obstáculo. Según un estudio de la publicación *Harvard Health Letter*, las estadísticas de las personas mayores que mantienen relaciones sexuales de manera habitual son las siguientes: 81

por ciento de mujeres de 60 años y 65 por ciento de mujeres de 70, 91 por ciento de hombres de 60 años y 79 por ciento de 70. Y, lo que es más importante, más de 90 por ciento de las personas sexualmente activas gozan de buena salud.

El sexo y la salud están relacionados. Eso es fácil de entender si sabemos que el sexo regula el equilibrio hormonal y facilita el riego sanguíneo. La escritora y nutricionista Naura Hayden escribió en su libro que una vida sexual plena hace lento el envejecimiento y conserva jóvenes a las mujeres. Me decepciona un poco que no diga lo mismo respecto a los hombres. Sospecho que el consumo de enzimas causado por la eyaculación puede ser la respuesta. Un antiguo libro chino sobre sexo dice: «Durante el acto, no eyacules». Los jóvenes pueden permitirse no prestar atención a esto, pero es una buena enseñanza para los hombres de edad avanzada. Siempre y cuando el hombre reprima las eyaculaciones frecuentes, el sexo será una buena manera de rejuvenecer. De ningún modo estoy recomendando la actividad sexual con el objetivo de rejuvenecer. Sólo intento hacer hincapié en que el sexo con amor es un medio eficaz para que los miembros de una pareja se demuestren su amor, abran su corazón y su mente y enriquezcan su vida.

EL DIAGNÓSTICO DEL «SÍNDROME MENOPÁUSICO» NO ES DE FIAR

Las mujeres que entran en la menopausia sufren mareos, palpitaciones, sudores fríos, tensión arterial fluctuante, zumbidos en los oídos, dolores de estómago, diarrea y fiebre leve. Cuando acuden al médico con esos síntomas, se les diagnostica síndrome menopáusico. Existe la creencia generalizada de que este síndrome es causado por la fluctuación de los estrógenos segregados durante el periodo menopáusico. Es cierto que el equilibrio hormonal puede volverse algo errático durante ese periodo y que eso da lugar a sofocos, pero creo que hay otros factores relacionados. Para empezar, dar un diagnóstico de «síndrome menopáusico» por cualquier síntoma me parece demasiado aventurado. Creo que esos síntomas pueden tener otras causas. Hay mujeres que los sufren y otras que no se ven afectadas por ellos. Y el grado de malestar varía entre las que padecen el síndrome. Si el desequilibrio de estrógenos fuese la única causa, seguramente no existiría tal variedad de síntomas.

Durante la menopausia, los cambios no se limitan a la menstruación, sino que se producen diversas alteraciones en el cuerpo de la mujer. Por ejemplo, empieza a reducirse la producción de SOD (superóxido dismutosa), un conocido antiácido. Con ese cambio, los perjuicios ocasionados por llevar una vida irregular se harán patentes en forma de dolores de estómago y diarrea.

Muchas enfermedades que ahora atribuimos a los hábitos de vida antes se calificaban de «enfermedades de adultos», porque se suelen dar principalmente entre la población adulta. La creciente aparición de esos mismos síntomas en personas jóvenes ha llevado a realizar más estudios, a partir de los cuales se determinó que esos síntomas están causados por determinadas opciones de vida. De ahí que ahora las denominemos enfermedades derivadas del modo de vida.

Creo que lo mismo puede aplicarse al síndrome menopáusico. Pienso que existe la posibilidad de que afloren los síntomas como consecuencia de un modo de vida poco saludable y que no estén causados por la menopausia. De hecho, se ha descubierto hace poco que el síndrome menopáusico afecta a algunos hombres. En determinados casos, se ha visto incluso que hay mujeres jóvenes que muestran los mismos síntomas a causa de una alteración repentina de su dieta. Por tanto, no me creo el diagnóstico de «síndrome menopáusico». No es la edad de la mujer lo que ocasiona el problema, sino su calidad de vida: factores como dieta, ingesta de agua y eliminación de desechos, entre otros. Animo a quienes padecen de síndrome menopáusico y a las mujeres que se acercan a la menopausia a que mejoren su calidad de vida poniendo en práctica mi método de salud. Con la cantidad suficiente de enzimas prodigiosas y una buena hidratación, el proceso de cambios hormonales se hará más llevadero. Tengo la certeza de que quienes están verdaderamente sanos no sufrirán síndrome menopáusico.

PERSONAS PROPENSAS A ENFERMAR Y PERSONAS NO PROPENSAS A ENFERMAR

Intento pasar bastante tiempo conversando con mis pacientes. En la mayoría de los casos les tomo yo mismo todos los datos sobre su dieta. A veces mis enfermeras me dicen que deberían ser ellas quienes se encarguen de eso porque tengo muchos pacientes esperando a que los examine y yo me paso demasiado rato charlando con cada uno y contándoles chistes. Pero no voy a renunciar a ese valioso tiempo que paso con mis pacientes, porque no me dedico a la mera recopilación de datos. Toda la información que obtengo de esas conversaciones cara a cara es indispensable para llegar a un buen diagnóstico. A través de la conversación puedo acceder al carácter y a la constitución física del paciente. Por ejemplo, al paciente le administramos un medicamento previo a la colonoscopia para reducir su tensión física y mental antes de la prueba. No se trata de anestesia, pero hace que se relaje su cuerpo y le induce el sueño.

Una vez concluida la exploración, siempre le pregunto al paciente cómo le ha sentado el medicamento. Algunos me dicen: «Ha sido muy agradable. Me ha sentado tan bien que ya tengo ganas de volver a que me explore otra vez.» Esas personas atraen mi atención de inmediato porque, si la premedicación les proporciona placer, podrían ser susceptibles de caer en la dependencia del alcohol o las drogas. En esos casos, usamos menos medicamento en la siguiente exploración y prestamos más atención a lo que les recetamos. Quienes son propensos a ese tipo de reacción a los fármacos tienen más tendencia a la adicción, lo que conviene tener en cuenta a la hora de preguntarles sobre sus hábitos dietéticos. Si le aconsejo a un paciente que no tome nada de alcohol o deje de beber, es posible que me mienta acerca de su verdadero consumo de alcohol.

La gente sabe que el alcohol no es bueno para la salud y, por consiguiente, cambian sus respuestas en función de cómo les planteo las preguntas o de cómo reacciono a sus respuestas. Es muy importante conocer el carácter y el temperamento del paciente para obtener datos más precisos. En el transcurso de esas entrevistas con personas de caracteres distintos he llegado a la conclusión de que existe una relación entre el carácter de una persona y su estado de salud. Según mi experiencia, mi impresión es que las personas de carácter alegre y positivo apenas sufren enfermedades graves, mientras aquellas que muestran un carácter negativo o se centran demasiado en los detalles son más propensas a enfermar.

Estos datos recopilados por el doctor Hans Eysenck componen un interesante comentario sobre la personalidad y el perfil de enfermedades:

Tipo A (Agresivos)
Son competitivos, van con prisas y son incapaces de relajarse. En las relaciones humanas se muestran asertivos y competitivos. Tienden a hacer esfuerzos deliberados, lo que deriva en mayor estrés y, por lo tanto, en mayor propensión a sufrir dolencias cardiacas, hipertensión y ataques.

Tipo B (Equilibrados)

Se caracterizan por su capacidad para ser neutrales. No se dejan llevar por las prisas y no les preocupan el deseo ni la ambición. No quieren estar todo el día trabajando. En resumen, son tipos tranquilos y relajados.

Tipo C (Cancerosos)

Reprimen sus emociones y son pacientes. No muestran su pena ni su inseguridad, sino que las interiorizan. Este tipo de personas suelen ser buena gente que prioriza la armonía con quienes los rodean. Cuando se reprimen los sentimientos, se eleva el nivel de estrés y se es propenso a la depresión. En consecuencia, se debilita su poder inmunitario, lo que puede derivar en la aparición de cáncer.

NUNCA ES DEMASIADO TARDE

A veces se oye decir de alguien: «Mira que cuidaba de su salud, ¿cómo es posible que haya contraído esa enfermedad?»

Hablamos de alguien que se preocupaba mucho por su salud, que hacía ejercicio de manera regular, que comía verdura orgánica, que depuraba el agua

y que tomaba diversos suplementos para evitar enfermar y, aun así, este ferviente seguidor de lo saludable ha desarrollado cáncer. Tengo pacientes que
se toman tan en serio la salud que me veo obligado
a advertirles que no sean paranoicos. Esta gente se
pone enferma no por sus hábitos de vida o por llevar
una mala dieta, sino debido a su fijación egocéntrica en ser perfectos. Las personas obsesivamente per-
feccionistas acerca de la salud no consiguen estar
sanas, por mucho que atiendan disciplinadamente
a su cuerpo, porque las emociones negativas como
preocupación, incertidumbre, tristeza, envidia o indignación restan todo el poder a sus enzimas.

Para disfrutar de una buena salud hay que ser feliz.
Es importante que cuidemos de nuestro cuerpo, pero
más importante aún es que cuidemos de nuestro espíritu. Yo nunca hago nada que no me guste, ya sea
en mi trabajo o en mi vida privada.

Hay quien dirá: «Puedes hacerlo porque eres médico, pero yo soy un asalariado y muchas veces tengo
que hacer cosas que no me gustan.»

¿Es una verdad indiscutible que la mayoría de la
gente se ve obligada a hacer cosas que no quiere hacer?

Si en el trabajo conseguimos cumplir los buenos
resultados que se esperan de nosotros, se nos apre-
ciará y se valorará nuestro trabajo. Si no se nos valo-

ra o si se nos obliga constantemente a hacer cosas
que no nos gustan, puede que tengamos que ir pensando en cambiar de trabajo. Yo no he ejercido como
médico por cuenta propia toda mi vida. He trabajado en hospitales universitarios como médico inter-
nista y asociado, empezando desde lo más bajo, pero
nunca hice nada que no me gustase. Trabajé muchí-
simo, aunque nadie me obligase, porque lo hacía por
mi propia satisfacción y mi felicidad.

Cuando tenía 18 años y me preparaba para el examen de admisión a la facultad de medicina, escuché
una charla de un gran campeón de lucha sumo. Dijo:
«Para llegar a ser campeón debes ser hábil tanto con
la mano derecha como con la izquierda.» Yo ya tenía
en mente convertirme en médico y, concretamente, en cirujano. Me tomé lo que había dicho al pie de
la letra y me dije: «Tengo que ser capaz de usar las
tijeras y los bisturís con ambas manos.» Y me puse
a practicar a diario para aprender a usar igual las dos
manos hasta que fui capaz de cortar una hoja de
papel a lo largo con una mano mientras cosía un
pedazo de tela con la otra. Gracias a haber practicado
así, he llegado a dominar una técnica quirúrgica que
exige usar las dos manos y me ha servido de mucho
en el quirófano. Mis colegas me llamaban «Manos

milagrosas» cuando fui médico residente en un hospital estadounidense.

Cada noche me acuesto escuchando una cinta con textos en inglés. Eso lo hago no sólo para no olvidar esas palabras difíciles que apenas utilizamos, sino también porque me gusta escuchar esa cinta. Todos los días toco la flauta, juego al golf, leo informes médicos y dedico tiempo a la investigación, y lo hago porque todas esas cosas me hacen feliz.

No me dedico a recomendarle a la gente que siga un método de mantenimiento de la salud o contra el envejecimiento y que lo siga únicamente como una tarea indispensable para lograr un objetivo. Esa práctica saludable o antienvejecimiento debe ser un medio para enriquecer nuestra vida y aportar alegría a los años que vayamos a compartir con alguien a quien amemos. El daño que causa al cuerpo el consumo de carne varía en función de nuestro estado mental. Existe una gran diferencia entre comerse un bistec con sensación de culpabilidad, pensando «Esto no es bueno para mi estómago y mis intestinos», y comérselo pensando «Esto está delicioso y estoy muy contento.»

El poder que da el amor a la mente y al corazón es absoluto. Si despertamos nuestro poder de corazón y mente y perseveramos en hacer cosas beneficiosas para nuestro cuerpo, se producirá un cambio, aunque ahora estemos enfermos y mostremos diversos síntomas de envejecimiento y deterioro. Es cierto, no obstante, que no resulta fácil mantener un grado máximo de alegría en todo momento. Un simple comentario o un incidente insignificante pueden a veces bajarte la moral. Trata de recordar la alegría cuando estés contento y cuando estés bajo de moral, piensa que no pasa nada porque mañana la cosa mejorará. De ese modo dirigirás tu mente hacia la felicidad.

No es demasiado tarde todavía. Me gustaría que recordaras que el poder de tus enzimas está al máximo nivel cuando amas y valoras, cuando te sientes complacido y agradecido y cuando eliges la alegría y la felicidad. Todos podemos vivir una vida feliz si cuidamos a las personas que tenemos al lado. Podemos recuperar una mente joven y tolerante y un cuerpo fresco y vigoroso.

PREFACIO DE
LA ENZIMA PRODIGIOSA

Alcancé la mayoría de edad en el Japón de la posguerra, una época en la que las costumbres y la tecnología estadounidenses transformaban mi tierra natal. Quería estudiar medicina en Estados Unidos. Me gradué como médico en Japón y después, en 1963, me mudé a Estados Unidos con mi mujer para formar parte del programa de residencia quirúrgica en el Centro Médico Beth Israel de Nueva York.

Recién llegado a Estados Unidos procedente de otro país, comprendí que tenía que esforzarme al máximo para ganarme allí el respeto como cirujano. En mi juventud estudié artes marciales y gracias a esta disciplina aprendí a utilizar cada mano con la misma destreza. Ser ambidiestro me permite ejecutar procedimientos quirúrgicos con una destreza inusual.

Durante mi residencia ayudé al doctor Leon Ginsburg, uno de los descubridores (junto a los doctores

Burril Bernard Crohn y Gordon Oppenheimer) de la enfermedad de Crohn. Un día el jefe de residentes y el residente sénior, quienes comúnmente asistían al doctor Ginsburg en el quirófano, no pudieron hacerlo, por lo que la enfermera del doctor, que me había visto trabajar, me recomendó. Al ser ambidiestro, terminé muy rápido. Al principio el doctor Ginsburg no podía creer que una operación tan breve la hubiera hecho correctamente y se enfadó; pero cuando vio que el paciente mejoraba sin la hemorragia y la inflamación excesivas derivadas de una intervención larga, se quedó impresionado. Comencé a trabajar con él de forma habitual.

A mi familia no le sentó bien Estados Unidos. Mi mujer se pasaba la mayor parte del tiempo enferma y débil y no pudo darle el pecho a nuestra hija recién nacida, por lo que tuvimos que darle leche fabricada a partir de la de vaca. Yo me pasaba todo el día en el hospital y llegaba a casa para ayudar a mi mujer, que volvía a estar embarazada. Le cambiaba los pañales a nuestra hija y le daba el biberón, pero la niña lloraba mucho y le apareció una erupción por toda la piel. Tenía mucha comezón y la pasaba mal.

Luego nació nuestro hijo. Su nacimiento fue motivo de gran alegría, aunque pronto el pequeño presentó una hemorragia rectal. Yo había adquirido hacía poco el primer colonoscopio rudimentario y pude examinar a mi hijo. Encontré una inflamación del colon o colitis ulcerosa.

Me sentía frustrado. Allí estaba yo, todo un médico, y no era capaz de curar a mi preciosa mujer ni aliviar el sufrimiento de mis hijos. No había aprendido nada en la escuela de medicina que explicara cuál era la causa de aquellos males. Consulté con otros colegas, con los mejores que conocía, y ninguno me pudo ayudar. No me bastaba con ser un hábil cirujano y recetar medicamentos de acuerdo con los síntomas. Quería saber qué era lo que causaba la enfermedad.

En Japón nunca había visto el tipo de dermatitis atópica que presentaba mi hija, por lo que comencé a investigar si la posible causa era exclusiva de Estados Unidos. En Japón no tomábamos muchos lácteos, por lo que pensé que podía ser la leche de vaca. Cuando dejamos de dársela, mejoró enseguida y me di cuenta de que era alérgica a este alimento. No podía digerirlo y las partículas sin digerir, que eran lo bastante pequeñas para pasar de los intestinos a la sangre, se veían atacadas por el sistema inmunológico, que las consideraba invasores externos. Lo mismo sucedió con mi hijo. Cuando dejamos de darle leche, la colitis desapareció.

La enfermedad de mi mujer fue diagnosticada como lupus. Su recuento sanguíneo cayó estrepitosamente y se volvió pálida y anémica. Pasó mucho tiempo entrando y saliendo del hospital mientras nos empeñábamos en salvarle la vida. Murió antes de que yo supiera lo suficiente para ayudarla.

Todavía hoy ignoro qué le provocó el lupus, pero sé que estaba genéticamente predispuesta a tener un sistema inmunitario hiperreactivo. Había asistido a un colegio de monjas occidentalizado en Japón, donde le dieron mucha leche. Sin duda era alérgica, como lo fueron después sus dos hijos. Al estar expuesta una y otra vez a aquel alimento que le provocaba una reacción alérgica, su sistema inmunitario se deterioró, lo que acabó dando pie a que desarrollase una enfermedad autoinmune como el lupus.

Dadas estas experiencias, comencé a entender lo vital que es la dieta para nuestra salud. Esto sucedió hace más de 50 años y desde entonces he examinado el estómago y el colon, así como los historiales alimentarios, de más de 300 000 pacientes.

He dedicado toda mi vida a entender el cuerpo humano, su salud y su enfermedad. Al principio me concentré en la enfermedad —qué la generaba y cómo curarla—, pero a medida que fui entendiendo mejor que el cuerpo trabaja como un sistema integral, mi forma de tratar las enfermedades dio un giro. Me di cuenta de que los médicos y nuestros pacientes deberíamos dedicar más tiempo a comprender la salud que a combatir las enfermedades.

Nacemos con el derecho a la salud; estar sano es lo natural. Una vez que empecé a entender la salud, fuí capaz de trabajar con el cuerpo para ayudarlo a librarse de las enfermedades. Sólo el cuerpo se puede curar a sí mismo. Como médico, me limito a allanar el camino para que esta curación se produzca.

De modo que comencé a tratar de entender la enfermedad, aunque finalmente mi investigación me llevó hacia lo que yo creo que es la clave para la salud. Esta clave es la enzima prodigiosa de nuestro cuerpo.

Contamos con más de 5 000 enzimas en el cuerpo humano, que desencadenan alrededor de 25 000 reacciones diferentes. Podríamos afirmar que todas las funciones de nuestro cuerpo están controladas por enzimas, aunque sabemos muy poco de ellas. Pienso que creamos todas estas enzimas a partir de unas enzimas madre o primarias, cuya cantidad en el cuerpo es más o menos limitada. Si agotamos estas enzimas madre, careceremos de las suficientes para reparar las células, por lo que, con el tiempo, desarrollaremos enfermedades como cáncer y otras afecciones degenerativas.

En eso consiste, en resumen, el factor de la enzima prodigiosa.

Cuando trato a mis pacientes afectados por cáncer de colon, primero extirpo el cáncer y luego los someto a un estricto régimen de agua y alimentos no tóxicos y con mucho contenido en enzimas, para que tengan más enzimas madre con las cuales reparar las células de su cuerpo. No creo en los medicamentos fuertes que debilitan el sistema inmunitario, ya que para mí el cáncer de colon no se da de manera aislada o accidental. El cáncer de colon me indica que la reserva de enzimas madre se ha visto mermada y que el cuerpo es incapaz de reparar las células de forma adecuada.

Además de convencerme de que nacemos con una cantidad limitada de esta enzima madre y que no deberíamos agotarla a base de comida mala, toxinas, una evacuación deficiente y estrés, me he dado cuenta de otra cosa: de por qué llamo a esa enzima madre «la enzima prodigiosa». He presenciado prodigios como curaciones espontáneas y el retroceso de enfermedades de todo tipo. Al estudiar estas curaciones comencé a entender por qué se producen tales milagros.

Hemos descubierto el ADN, pero no sabemos mucho al respecto. Hay un gran potencial latente en nuestro ADN que todavía no comprendemos. Mi investigación indica que una explosión de energía emocional positiva, como la aparición del amor, la risa y la alegría, puede estimular nuestro ADN para que genere una avalancha de enzimas madre, las enzimas prodigiosas que actúan como biocatalizadores para reparar nuestras células. La alegría y el amor pueden desencadenar un potencial que va más allá del entendimiento humano.

Sin embargo, mi consejo más importante para que disfrutes de una vida larga y saludable es que hagas aquello que te haga feliz (aun cuando esto signifique que ocasionalmente no sigas mis otras recomendaciones).

Toca un instrumento. Haz el amor. Diviértete. Disfruta de los placeres sencillos. Vive la vida con pasión. Recuerda que una vida feliz y plena es el camino natural del ser humano para llegar a la salud. Más que seguir rigurosamente una dieta, la clave para hacer que la enzima prodigiosa funcione a tu favor es el entusiasmo y la alegría.

Doctor Hiromi Shinya
Junio de 2007

LAS 7 CLAVES DE ORO
DEL DOCTOR SHINYA
PARA GOZAR
DE BUENA SALUD

Usa estas claves para conservar las «enzimas prodigiosas» de tu cuerpo y disfrutar de una vida larga y saludable

I. SEGUIR UNA BUENA DIETA

1. De 85 a 90 por ciento de alimentos de origen vegetal:
   a) Un 50 por ciento de cereales integrales (arroz integral, trigo integral, cebada integral, cereales integrales de desayuno, pan integral) y legumbres (incluidas habas de soya, garbanzos, lentejas, alubias blancas, negras y pintas).
   b) Un 30 por ciento de hortalizas verdes y amarillas, tubérculos (incluidas papas, zanahorias, boniatos, remolacha) y algas.

c) De 5 a 10 por ciento de frutas, semillas y frutos secos.

2. De 10 a 15 por ciento de proteínas animales (no más de 80 a 100 gramos al día):
   a) Pescado de cualquier tipo, pero mejor pequeño, ya que los grandes contienen mercurio.
   b) Aves: pollo, pavo y pato, sólo en pequeñas cantidades.
   c) Buey, cordero, ternera y cerdo deben limitarse o evitarse.
   d) Huevos.
   e) Leche de soya, queso de soya, leche de arroz, leche de almendra.

Alimentos que puedes añadir a tu dieta

1. Tés herbales.
2. Pastillas de algas *(kelp)*.
3. Levadura de cerveza (buena fuente de complejo vitamínico B y minerales).
4. Polen de abeja y propóleos.
5. Suplementos enzimáticos.
6. Suplementos multivitamínicos y minerales.

Alimentos y sustancias que debes evitar o limitar
en tu dieta

1. Productos lácteos, como leche de vaca, queso, yogur y otros derivados de la leche.
2. Té verde japonés, té chino, té inglés (limitarlo a una o dos tazas al día).
3. Café.
4. Dulces y azúcar.
5. Nicotina.
6. Alcohol.
7. Chocolate.
8. Grasas y aceites.
9. Sal de mesa (mejor, sal con trazas minerales).

Recomendaciones alimentarias adicionales

1. No comer ni beber cuatro o cinco horas antes de ir a la cama.
2. Masticar cada bocado entre 30 y 50 veces.
3. No comer entre horas, excepto fruta (se puede comer una pieza de fruta una hora antes de acostarse si el hambre nos quita el sueño, ya que se digiere rápidamente).
4. Comer fruta o beber zumo 30 a 60 minutos antes de las comidas.
5. Comer cereales integrales sin refinar.

6. Comer más alimentos crudos o cocinados ligera-
   mente al vapor. Si calentamos la comida a más de
   48 °C, mataremos las enzimas.
7. No comer alimentos oxidados (la fruta que se ha
   puesto marrón ha comenzado a oxidarse).
8. Comer alimentos fermentados.
9. Ser disciplinado con la comida. Acuérdate de que
   eres lo que comes.

II. BEBER AGUA DE BUENA CALIDAD

El agua es esencial para la salud. Bebe agua con un
fuerte potencial de reducción y que no esté contaminada con sustancias químicas. Beber «agua buena»,
como agua mineral o agua dura, que tiene mucho
calcio y magnesio, mantiene tu cuerpo con un pH
alcalino óptimo.

 Los adultos deben beber un mínimo de seis
a diez vasos de agua al día.

 Bebe de uno a tres vasos de agua al despertarte
por la mañana.

 Bebe de dos a tres vasos de agua una hora antes de cada comida.

III. EVACUAR DE MANERA REGULAR

- Comienza un hábito diario para eliminar los contaminantes intestinales y limpiar tu sistema regularmente.
- No tomes laxantes.
- Para descongestionar el intestino o desintoxicar el hígado, puedes aplicarte un enema de café. El enema de café es lo mejor para la desintoxicación del colon y de todo el cuerpo porque no libera radicales libres al flujo sanguíneo como ocurre con otros métodos dietéticos de desintoxicación.

IV. HACER EJERCICIO MODERADO

- Para gozar de buena salud conviene hacer un ejercicio apropiado para tu edad y estado físico, pero el ejercicio excesivo puede liberar radicales libres y dañar tu cuerpo.
- Caminar (cuatro kilómetros), nadar, jugar al tenis, montar en bicicleta, jugar al golf, hacer ejercicios de estiramiento o practicar yoga, artes marciales y aeróbicos son buenos ejercicios.

V. DESCANSAR LO NECESARIO

🐍 Vete a la cama a la misma hora todas las noches y duerme de seis a ocho horas seguidas.

🐍 No comas ni bebas cuatro o cinco horas antes de acostarte. Si tienes hambre o sed, puedes comer una pieza de fruta pequeña una hora antes de acostarte, ya que se digerirá fácilmente.

VI. RESPIRAR Y MEDITAR

🐍 Practica la meditación.

🐍 Practica el pensamiento positivo.

🐍 Haz respiraciones abdominales profundas cuatro o cinco veces por hora. La exhalación debe durar el doble que la inhalación. Esto es muy importante, ya que las respiraciones profundas ayudan al cuerpo a eliminar toxinas y radicales libres.

🐍 Usa ropa holgada que no te moleste al respirar.

🐍 Escucha a tu cuerpo y trátate bien.

VII. VIVIR CON ALEGRÍA Y AMOR

- La alegría y el amor aumentarán el factor enzimático de tu cuerpo, en ocasiones de forma maravillosa.
- Dedica un rato todos los días a mostrar una actitud agradecida.
- Ríe.
- Canta.
- Baila.
- Vive apasionadamente y comprométete de todo corazón con tu vida, con tu trabajo y con tus seres queridos.

ÍNDICE TEMÁTICO

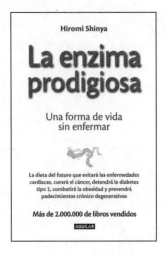

Hiromi Shinya

La enzima prodigiosa

Una forma de vida
sin enfermar

La dieta del futuro que evitará las enfermedades
cardiacas, curará el cáncer, detendrá la diabetes
tipo 2, combatirá la obesidad y prevendrá
padecimientos crónico degenerativos

Más de 2.000.000 de libros vendidos

AGUILAR

De acuerdo con el doctor Hiromi Shinya «tu cuerpo está diseñado para curarse a sí mismo»; la dieta que él propone ha curado a miles de pacientes sin recaídas. Cualquier persona, con independencia de su predisposición genética, puede ayudar a su cuerpo a evitar enfermedades cardiacas, obesidad, fibromas, estreñimiento, síndrome de colon irritable, enfermedad de Crohn, apnea del sueño y enfermedades autoinmunes. La clave está en el factor enzimático.

La enzima prodigiosa revolucionará tu forma de ver el cuerpo humano, la medicina y la salud. Explica por qué alimentos considerados saludables como los lácteos son la causa de enfermedades crónicas. Detalla los procesos de destrucción enzimática generados por el alcohol, el tabaco y las grasas trans. Al cambiar pequeños hábitos hoy tendrás buena salud siempre.

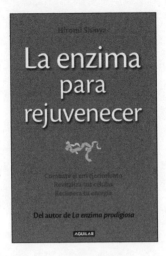

La enzima
para
rejuvenecer

Combate el envejecimiento
Revitaliza tus células
Recupera tu energía

Del autor de *La enzima prodigiosa*

AGUILAR

En esta obra el doctor Shinya se centra en solucionar el problema de las células del envejecimiento y sus conclusiones resultan verdaderamente impactantes. De manera contundente nos demuestra cómo puedes crear tu plan de rejuvenecimiento personalizado utilizando el «Breve ayuno», el enema de café y el agua de Kangen.

Con *La enzima para rejuvenecer* aprenderás:

• Cómo las enzimas de rejuvenecimiento transforman las células zombi en células sanas.

• Cómo puedes recuperar la energía eliminando la basura que se acumula en tus células.

• Por qué los alimentos de color morado mejoran tu memoria.

• Cómo tomar agua de Kangen contribuye a mejorar tu salud y tu energía.

• Por qué la cúrcuma previene enfermedades como el alzhéimer.

Uno de los grandes deseos del ser humano es mantenerse joven, sano y lleno de energía. Gracias a los estudios del doctor Shinya este anhelo está muy cerca de convertirse en una realidad.

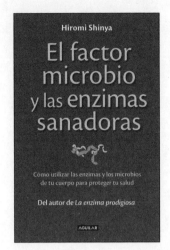

Hiromi Shinya nos ofrece en *El factor microbio y las enzimas sanadoras* un método revolucionario basado en los estudios científicos más recientes que él llama Bioenzima Shinya, una nueva manera de comer y de vivir que puede devolverte la salud y hacer que disfrutes de una vida sin apenas medicamentos o intervenciones quirúrgicas.

En este libro el doctor Shinya te enseña a:

• obtener energía del poder de las plantas.

• aprovechar las bacterias que están presentes en tu cuerpo para estar sano.

• potenciar los sistemas naturales de rejuvenecimiento.

• identificar los cuatro grupos de nutrientes del Bioenzima Shinya.

• descubrir los beneficios de unos intestinos sanos.

• aumentar tu poder inmunológico innato.

• descubrir tu peso natural y a verte bien.

• escuchar la voz de tu cuerpo.

No importa cuál sea tu edad o tu condición física en El factor microbio y las enzimas sanadoras encontrarás las claves para mejorar tu salud y tu vitalidad.

Este ejemplar se terminó de imprimir en Septiembre de 2014,
En COMERCIALIZADORA DE IMPRESOS OM S.A. de C.V.
Insurgentes Sur 1889 Piso 12 Col. Florida
Alvaro Obregon, México, D.F.